La sexualité des jeunes

D1075651

Marie-Paul Ross

La sexualité des jeunes

Petit manuel pour les parents

FIDES

La collection « Corps et Âme » est dirigée par Hélène-Andrée Bizier.

Pour ne pas alourdir le texte, nous nous conformons à la règle qui permet d'utiliser le masculin avec la valeur de neutre.

Crédits photographiques : Couverture : © Martine Doyon ; page 28 : © James Arrington/iStockphoto ; page 34 : © Andrea Danti/Shutterstock ; page 36 : © EmeCeDesigns/Shutterstock ; page 40 : © Charobnica/Shutterstock ; page 44 : © Oguz Aral/Shutterstock ; page 67 : © Alex Luengo/Shutterstock ; page 70 : © Alex Luengo/Shutterstock ; page 71 : © Convit/Shutterstock ; page 71 : © Mmutlu/Shutterstock ; page 71 : © Lelik759/Shutterstock.

Catalogage avant publication de Bibliothèque et Archives nationales du Québec et Bibliothèque et Archives Canada

Ross, Marie-Paul, 1947-

La sexualité des jeunes : petit manuel pour les parents
(Collection Corps et Âme)

ISBN 978-2-7621-3123-9 [édition imprimée]
ISBN 978-2-7621-3328-8 [édition numérique PDF]
ISBN 978-2-7621-3347-9 [édition numérique ePub]

1. Éducation sexuelle des jeunes.   2. Jeunesse – Sexualité.
I. Titre.   II. Collection : Collection Corps et Âme.

HQ57.R67 2012   649'.65   C2011-942911-X

Dépôt légal : 1er trimestre 2012
Bibliothèque et Archives nationales du Québec
© Groupe Fides inc., 2012

La maison d'édition reconnaît l'aide financière du Gouvernement du Canada par l'entremise du Fonds du livre du Canada pour ses activités d'édition. La maison d'édition remercie de leur soutien financier le Conseil des Arts du Canada et la Société de développement des entreprises culturelles du Québec (SODEC). La maison d'édition bénéficie du Programme de crédit d'impôt pour l'édition de livres du Gouvernement du Québec, géré par la SODEC.

IMPRIMÉ AU CANADA EN FÉVRIER 2012

Remerciements

Aux jeunes, aux parents, aux éducateurs et aux divers intervenants qui souhaitent une sexualité humaine harmonieuse et qui y travaillent, toute ma reconnaissance.

Merci pour les questions, les expériences partagées et le désir de contribuer à l'avancement de la sexologie comme science et comme instrument d'éducation.

De la même auteure

*Traverser l'épreuve. Comment activer
notre potentiel de vie*, Fides, 2010.

*Pour une sexualité épanouie.
Un modèle d'intervention globale en sexologie:
le MIGS*, 2ᵉ édition, Fides, 2011.

Je voudrais vous parler d'amour... et de sexe,
Michel Lafon, 2011.

« Si j'avais su la beauté de mon corps et la valeur
de ma personne, mes conduites sexuelles
m'auraient donné du bonheur. »

Julie, 17 ans

« Je souhaite passer pour un homme capable d'aimer
une femme, mais j'ai appris à être un consommateur
de chair féminine; j'ai besoin d'apprendre
à reconnaître mon être capable d'aimer. »

David, 18 ans

« Les parents ou tuteurs d'enfants de 10 à 17 ans
pourront trouver dans cet ouvrage des pistes
nouvelles pour réaliser leur mission d'éducateur
à la sexualité épanouie. »

Marie-Paul Ross, M.A., Ph. D.

Introduction

Il était une fois... Bon, d'accord! depuis que le monde est monde, il a toujours été question de sexualité. On l'a représentée de mille façons, on l'a examinée sous toutes ses coutures. Pourtant, des questions se posent toujours.

Un vieil adage dit: «À toute question sa réponse». Encore faut-il poser la bonne question, au bon moment, à la bonne personne. Vous pouvez être cette bonne personne, au moment le plus opportun, qui répondra aux questions de vos enfants.

Les enfants réagissent de bien des façons lorsqu'on leur parle de sexualité. Certains sourient sans rien dire, gênés ou frondeurs, d'autres se montrent curieux, tandis que d'autres encore semblent n'avoir que peu d'intérêt pour la question. Lors d'une rencontre avec des jeunes de 11 à 14 ans dont le but était de parler de sexualité, j'ai entendu des paroles qui dissimulaient toutes sortes de perceptions: «On sait tout ça... Elle peut rien nous apprendre», «C'est gênant...» Le moins qu'on puisse dire, c'est qu'il devient difficile de savoir ce que les jeunes pensent vraiment de la sexualité. Mais on peut y arriver, particulièrement en demeurant proche de son enfant et à son écoute.

Nos jeunes ont déjà entendu ces commentaires à propos de la sexualité, telle qu'elle est perçue de nos jours: «Aujourd'hui, c'est mieux qu'avant, on peut avoir du plaisir. Il n'y a plus de problème! Avant, tout était défendu.» Les jeunes se trouvent chanceux de vivre dans un monde qui leur permet de faire sauter les tabous et de braver les interdits. Ils se font leur propre idée de la sexualité avec ce qui leur passe sous les yeux. Ils croient que leurs expériences doivent s'accorder avec ce à quoi ils ont été initiés, soit le *full sexe*. Le *full sexe* est, en quelque sorte, le résultat de ladite «libération sexuelle». Pourtant, lorsqu'on leur présente l'approche du fonctionnement de l'être humain, la dimension affective, les différences entre l'homme et la femme, ils commencent à réagir autrement. Chez la majorité d'entre eux, heureusement, un intérêt apparaît. C'est précisément cet intérêt que nous souhaitons susciter avec ce guide.

Filles et garçons sont naturellement différents. Ils s'expriment différemment. Ils pensent différemment. Par exemple, nous devons nous attendre à ce que les filles demandent :

« Pourquoi les gars pensent-ils juste au sexe ? »

« Pourquoi les parents de mes amies les laissent-ils faire tout ce qu'elles veulent ? »

« Pourquoi je n'ai pas le droit d'être sexy, moi ? »

« Qu'est-ce que je dois faire pour ne pas perdre mon chum ? »

Décidément, les filles sont de plus en plus sollicitées et incitées à se plier aux modes qui influencent aujourd'hui la sexualité et elles se laissent envahir par toutes sortes de craintes, comme celle de ne pas être attirantes. Pourtant, combien de fois devrons-nous le répéter : toute femme a besoin de se faire dire qu'elle est belle. Aussitôt qu'on le lui dit, aussitôt cherche-t-elle à séduire, à provoquer le regard qui lui donne le sentiment d'être désirée, un sentiment qui l'aide à se sentir bien.

De leur côté, devant une pornographie des plus envahissantes, les garçons se retrouvent déstabilisés ou risquent de devenir accros par suite d'une consommation dont il est pénible de se libérer. Ils se sentent soumis à des « modèles » d'hommes dont les performances sont plutôt centrées sur la génitalité.

Les garçons se posent également de nombreuses questions qui varient entre « Comment plaire à une fille ? » et « Comment faire jouir une fille ? » Les propositions sont légion. Entre le plaisir et la déviance sexuelle, les garçons se livrent à bien des expériences en souhaitant *profiter des filles* pendant qu'ils sont jeunes. À toutes ces préoccupations s'ajoute celle de savoir s'ils aiment réellement la fille... remettant finalement à plus tard la possibilité d'établir une relation amoureuse plus assidue et plus profonde.

Accompagner les jeunes dans leur processus de maturation affective et sexuelle est devenu nécessaire et de première importance pour leur développement. À une époque où le plaisir immédiat prend facilement toute la place au détriment de l'amour, la recherche d'une échelle de valeurs qui mène à une maturité des sentiments, à un équilibre, représente tout un défi que souvent seuls des parents bien informés peuvent relever.

En accompagnant nos enfants dans leur éveil à la sexualité, en leur ouvrant un nouvel horizon vers une sexualité plus humaine, nous leur permettons de se sentir davantage en sécurité et nous travaillons avec eux à bâtir une société où il fait bon vivre. N'est-ce pas ce que nous devrions offrir à la jeunesse ? L'héritage solide de la santé sexuelle ne leur permettrait-il pas de se réaliser pleinement ?

À l'adolescence, les jeunes traversent une étape cruciale de la croissance. Des changements tant physiques que psychiques et psychoaffectifs s'opèrent en eux et ils doivent les intégrer pour devenir des adultes. Ce passage ne peut guère se faire sans l'appui de parents et d'éducateurs attentifs et attentionnés, eux-mêmes transformés en guides compétents.

Particulièrement de nos jours, les pairs – les amis du même âge – exercent une influence indéniable sur nos jeunes. Or, trop souvent, ils ne peuvent que transmettre ce qu'ils ont eux-mêmes appris, avec le résultat que l'on sait. Les avis, suggestions et bribes d'informations reçus des uns et des autres n'étant généralement pas adéquats, l'état émotionnel des plus vulnérables devient vite troublé. Ceux qu'ils croient être leurs meilleurs camarades s'approprient le rôle de thérapeutes et leurs avis jettent trop souvent leurs amis dans des liens amoureux inconvenants à leur condition et à leur âge.

Nos jeunes ont un ardent désir de vivre des sentiments réconfortants et vrais et une sexualité qui puisse s'épanouir librement. À défaut d'être bien informés, ils doivent cependant naviguer entre les préjugés, les clichés, les modèles proposés, les multiples assertions et connaissances erronées ou approximatives au sujet de l'amour et de la sexualité, sans parler de l'Internet qui devient l'outil privilégié de recherche et d'information. Ils deviennent donc exposés à l'intimidation et au harcèlement sexuel – trop souvent ils en sont même victimes – dans leurs milieux scolaire et social.

Nous devons reconnaître qu'il revient d'abord aux parents d'offrir un éclairage sur le modèle sexuel proposé et d'inculquer à leurs enfants des valeurs qui répondent à leurs besoins réels. Les éducateurs et les intervenants auprès des jeunes déploient beaucoup d'efforts pour leur transmettre des valeurs, des idées et des connaissances qui leur apparaissent comme les meilleures. Cependant, certains d'entre eux n'ont comme point de référence que leur propre expérience, comme la mode ou le «sexe sans amour», issus de l'héritage sociétal plutôt conflictuel avec lequel nous vivons.

Cet héritage est riche en variantes, lesquelles devraient être reconnues et disqualifiées. L'héritage aurait donc besoin d'être lessivé de la pornographie – si facile d'accès sur Internet –, de la mode sexy et de la sexualité précoce qui provoquent une dégradation des valeurs chez nos jeunes.

Cette dégénérescence produit presque inévitablement des femmes et des hommes désabusés sinon dégoûtés de leur image corporelle, aux prises avec du sexe sans amour, de l'initiation précoce, des compulsions incontrôlables les amenant à se désorienter, à se détourner de l'amour pour se fixer sur leurs performances sexuelles. Qui voudrait que ses enfants soient victimes d'une mode hyper sexy, du « full sexe sans amour » ? Nous devons nous tourner vers nos jeunes pour leur offrir des guides compétents, soucieux de leur santé sexuelle.

Voulez-vous être ce guide ?

Pour chacun des chapitres, nous présentons une piste de réflexion intitulée **réalité**. Nous ciblons ensuite le **besoin** éprouvé par les jeunes et nous offrons une proposition d'**intervention**.

Ce petit ouvrage souhaite sensibiliser les éducateurs et les parents à leur rôle d'orienteurs pour promouvoir la santé sexuelle chez les jeunes. J'ose espérer qu'il constituera un bon outil pour inviter les jeunes à concevoir la sexualité dans ce qu'elle est et non dans ce que l'on en a fait.

Je souhaite que cette approche de la sexualité soit l'occasion de découvrir la beauté et l'étonnante complexité du développement sexuel humain.

1. La sexualité, nature et fonctions

LA RÉALITÉ

La sexualité se définit comme l'ensemble des tendances et des phénomènes qui motivent la croissance, le bien-être ou la satisfaction dans la vie et l'amour. Le terme renvoie aussi à l'ensemble des caractères propres à chaque sexe. Composée de trois pulsions de base (érotique, affective, cognitive), lesquelles incitent à aimer, à créer et à établir des relations, la sexualité influence donc tous les aspects de la vie et de la conduite humaine.

La pulsion sexuelle, comme me l'ont confirmé mes études et mes recherches, est symbolisée par un souffle de vie et d'amour. Elle agit sur les émotions, les sentiments, les pensées, les interactions et, par le fait même, sur la santé mentale et physique. Elle est donc loin de se limiter aux contacts et activités liés à la génitalité. Elle joue un rôle déterminant dans la croissance de l'être humain.

En tenant compte de l'ensemble de ces éléments qui composent l'humain, l'estime de soi, en tant que force unificatrice de l'être, devient le thème central de l'éducation sexuelle. L'estime de soi réside dans la valeur qu'un individu se reconnaît et s'accorde globalement (sur les plans physique, psychique, social et spirituel) en tant qu'individu et dans chacun des domaines importants de la vie. C'est pourquoi l'éducation sexuelle ne peut se limiter à la prévention des maladies ou des infections transmises sexuellement (MTS – ITS) ou des grossesses non désirées.

L'estime de soi : ce qu'elle est, comment elle se vit

L'estime de soi se vit fondamentalement à trois niveaux :

- Elle se rattache à l'image corporelle. L'image mentale qu'un individu a de son corps et les sentiments que celui-ci lui inspire. C'est la base pour acquérir sa valeur personnelle.
- Elle se rattache à la personnalité. La représentation qu'un individu a de son être (personnalité, tempérament, caractère, talents, etc.) et les sentiments qu'il nourrit envers sa propre personne.
- Elle se rattache au vécu spirituel. La perception qu'un individu a de son existence (corps-esprit) et la sécurité qu'il expérimente au-delà du corporel et du matériel. Elle façonne le sens qu'il donne à sa vie et les sentiments qu'il éprouve quant à son existence.

Plus la personne atteint une franche estime d'elle-même, plus elle développe des sentiments de confiance en elle et une grande capacité d'affirmation de soi. Par ailleurs, il existe trois étapes fondamentales pour construire la confiance en soi :

1. Jusqu'à l'âge de 4 ans : confiance dans son environnement et respect des structures établies ; un climat d'affection et la constance favorisent le développement des sentiments d'appartenance et d'attachement.
   Il s'agit de la **sécurité fusionnelle**.
2. Jusqu'à la prépuberté – de 5 ans jusqu'à 12 ou 13 ans : confiance en ses facultés, talents, potentialité, désir de sortir des structures. C'est la **sécurité tirée de sa valeur propre**.

3. L'étape entourant l'adolescence : confiance en son jugement, prise de décisions et acceptation des conséquences de ses décisions, quitte à aller à l'encontre du conformisme social qui rend incapable d'assumer les conséquences de ses décisions et de ses actes.

C'est la **sécurité renforcée par ses réalisations**.

Ces trois étapes sont si importantes que si un jeune n'a pas de confiance en lui, il pourrait se retrouver avec des difficultés professionnelles, un sentiment d'échec persistant, en raison d'un manque d'estime de soi et d'affirmation personnelle.

L'affirmation de soi s'acquiert à partir de la confiance en soi et de la capacité de produire, car la confiance en soi se nourrit de l'action :

- **pour l'enfant :** ses actes doivent être reconnus par d'autres. L'enfant est dans une étape de dépendance affective. Il n'est pas en mesure de se reconnaître lui-même. Pour développer un sentiment de reconnaissance de sa propre valeur, il a besoin de recevoir l'appui affectif et la valorisation de ses parents et de ses guides.
- **pour l'adulte :** il doit lui-même reconnaître ses actes. L'adulte possède, avec la maturité, le potentiel de se reconnaître comme une personne de valeur. Il n'est plus dépendant de l'appui affectif. Quand il reçoit la reconnaissance de la part des autres personnes, il se sent naturellement gratifié.

Il est primordial de se rappeler la nette différence entre l'enfant et l'adulte. Le premier vit une dépendance affective tandis que le second possède un potentiel d'autonomie affectif.

Le savoir-faire et le sentiment de compétence permettent de s'affirmer et de solidifier l'estime de soi. Si une personne ne réalise pas son potentiel créatif, son estime d'elle-même demeure chancelante.

Dévalorisation de son corps et de son être	Estime de soi
⇓	⇑
Manque de confiance en soi	Affirmation de soi
⇓	⇑
Difficulté à s'affirmer	Confiance en soi
⇓	⇑
Manque d'estime de soi	Valorisation de son corps et de son être

Comme tous les jeunes, votre enfant ressent fortement le goût de créer, d'inventer. Il est avide de relations et assoiffé d'amour. La fin de l'enfance et le début de l'adolescence sont marqués par un désir profond de se réaliser, d'être gagnant. L'adolescent se projette dans un avenir prometteur. C'est un temps privilégié pour lui offrir une éducation où la sexualité est présentée dans ses trois dimensions : érotique, affective et spirituelle-cognitive. Il apprend ainsi que l'évolution de la personne se fait peu à peu avec l'âge, selon une suite d'étapes : l'enfant découvre son corps et sa valeur comme personne unique ; le préadolescent (12 à 15 ans) aspire à être reconnu pour ce qu'il est. Il a besoin d'être valorisé et reconnu par ses guides qui le conduisent vers l'épanouissement personnel.

Votre jeune, comme tous les jeunes, est influençable et recherche l'approbation de ses amis. Il apprend à reconnaître les conditions essentielles à une sexualité saine et à écarter ce qui entrave son développement sexuel. Il cherche timidement un soutien et la sécurité chez l'adulte, les vôtres, notamment.

Il saura les trouver.

Votre jeune perçoit le malaise et l'insécurité des adultes. Trop souvent, l'adulte n'ose pas ouvrir la porte à un dialogue franc et respectueux de la sexualité. Vos échanges se limitent-ils généralement à parler des menstruations avec votre fille et, parfois, de l'éjaculation avec votre garçon ?

La sexualité est beaucoup plus large. Le dialogue doit s'ouvrir à ses multiples facettes et dimensions :

- estime de soi et valorisation de son âge ;
- connaissance des organes génitaux et de leurs fonctions ;
- compréhension et maîtrise des émotions et de l'attirance envers une autre personne ;
- importance de développer sa force intérieure et de choisir de bons amis ;
- utilisation des meilleurs outils pour à la fois nourrir et contenir sa curiosité en matière de sexualité ;
- éducation au plaisir et aux valeurs affectives ; le plaisir à lui seul n'assure pas l'amour, il est primordial d'être en harmonie avec sa voix intérieure.

Dans le Modèle d'intervention globale en sexologie (MIGS), un modèle développé et appliqué à l'Institut de développement intégral, la sexualité est le véhicule par lequel la personne perçoit ce qu'elle est et par lequel elle exprime son être. Elle englobe tout l'être.

LE BESOIN

- Votre jeune a besoin de considérer la sexualité comme une poussée vers l'amour et la vie. Il aura à la découvrir peu à peu dans son développement physique et affectif.
- Votre jeune a besoin d'apprendre à s'émerveiller devant tout son potentiel physique et psychologique et à consolider l'estime qu'il a de lui-même.
- Votre jeune a besoin d'apprendre à concevoir la sexualité dans son ensemble et non de se limiter à la génitalité.
- Votre jeune a besoin d'apprendre à respecter son âge. Il doit apprendre à savoir dire non aux influences et aux invitations qui l'incitent à pratiquer une sexualité d'adulte.
- Votre jeune a besoin d'apprendre à critiquer les propositions parfois attrayantes bien qu'erronées au sujet de la sexualité et à s'affirmer dans ses valeurs innées, notamment la liberté et l'authenticité, lesquelles lui assurent le respect de son corps et de son être.

« Il faut croire au potentiel du jeune pour l'aimer incondi-tionnellement et lui donner ce dont il a vraiment besoin. »

L'INTERVENTION

Il est important que votre enfant apprenne à définir la sexualité.

Demandez à votre jeune d'écrire très spontanément tous les mots qui lui viennent à l'esprit en entendant ou en voyant le mot « *sexualité* ».

Par la suite, demandez-lui de classer en trois catégories ce que ces mots suggèrent ou représentent :

- favorable à la santé sexuelle
- défavorable à la santé sexuelle
- ne s'applique pas

Il doit retenir les cinq mots qui favorisent une sexualité saine et proposer une définition de la sexualité. Le parent a avantage à réaliser la même activité et, par la suite, à échanger avec son enfant. En classe, l'expérience se fait en groupe.

En s'appuyant sur le tableau suivant, demandez à votre jeune de compléter les phrases A, B et C en spécifiant quelle pulsion est sollicitée.

Tableau 1

Pulsion sexuelle

Pulsion sexuelle (pulsion de vie et d'amour) ────→ Pulsion spirituelle-intellectuelle
────→ Pulsion affective
────→ Pulsion érotique

Souffle vers la vie et l'amour
↓
▸▸ Aimer
▸▸ Créer
▸▸ Établir des relations

Complétez :

A **La pulsion érotique pousse à...**
B **La pulsion affective pousse à...**
C **La pulsion spirituelle-intellectuelle pousse à...**

Maintenant, considérez avec lui les propositions suivantes :

- La pulsion érotique pousse à rechercher du plaisir, à se compléter, à se prolonger. On peut y répondre de différentes façons : en faisant du sport, en jouant de la musique, en peignant, en pratiquant des activités manuelles ou encore scientifiques. En d'autres mots, il s'agit de s'adonner à des activités qui procurent du plaisir, qui permettent d'échanger, de construire des choses nouvelles, de développer ses habiletés.

- La pulsion affective pousse à établir des relations qui répondent aux valeurs essentielles à l'amour : le respect, la vérité, la liberté, la fidélité. Elle pousse également à se différencier, à devenir une personne unique et autonome qui atteint sa pleine maturité à l'âge adulte.

- La pulsion spirituelle-intellectuelle pousse à apprendre, à connaître, à étudier, à faire des recherches, à lire, à écrire, à comprendre, à développer son intelligence. Elle incite à donner un sens à sa vie et à offrir une réponse adéquate aux questions existentielles auxquelles personne n'échappe.

2. La vision du corps

LA RÉALITÉ

À la puberté, à mesure que son corps se transforme, votre enfant entrevoit l'adulte qu'il va devenir. Les adolescents sont sensibles à leur apparence physique. Le corps change et s'adapte peu à peu pour devenir celui d'un adulte. Loin d'être un âge ingrat où les membres ne semblent pas être en harmonie avec le reste du corps, la puberté est une étape de la vie pendant laquelle les caractéristiques physiques invitent à s'émerveiller devant l'aspiration de votre enfant qui est alors une jeune personne en recherche de sens, de valeurs et d'identité personnelle.

Aux modifications corporelles s'ajoute l'état émotionnel qui se manifeste lui aussi par des changements incessants, souvent imprévisibles : joie, peine, colère, enthousiasme. Contrairement à l'idée reçue, ce n'est pas un âge ingrat, c'est une belle phase de croissance qui doit être pleinement vécue.

C'est la période où tout jeune explore et s'oriente dans son parcours de vie. Il ne s'agit pas de s'attarder au moindre incident de parcours, mais de découvrir et de reconnaître parmi toutes les possibilités ses aptitudes particulières. Cette étape dure environ 5 ans (soit de 12 à 17 ans) ; à cet âge, les constructions de base (0-5 ans) se manifestent à nouveau pour se solidifier avec une couleur spécifique et unique à chaque individu.

L'adolescent s'approprie ce qu'il est et réclame la reconnaissance de ce qu'il est.

L'adolescence permet donc de revivre la période de 0 à 5 ans, à travers un développement plus sexualisé et plus explosif. Tout au long de cette phase, la valorisation de sa personne est fondamentale. Quoi de mieux que son milieu familial pour lui assurer cette gratification? Des changements anatomiques, physiologiques et psychologiques sont alors notables.

Chez le garçon

- Augmentation de la taille du pénis et du volume des testicules et du scrotum
- Augmentation musculaire et développement des os (élargissement des épaules et du thorax)
- Modification du visage et mue de la voix
- Fabrication de spermatozoïdes, réflexes de l'érection, éjaculations nocturnes
- Apparition de poils : barbe, torse, aisselles, bras, jambes

Chez la fille

- Augmentation du volume des seins
- Croissance des organes génitaux internes et externes
- Fabrication d'ovules par les ovaires
- Lubrification vaginale et début des menstruations
- Élargissement du bassin et des hanches et amincissement de la taille
- Augmentation musculaire et osseuse
- Modification du visage
- Apparition de poils au pubis et aux aisselles

Chez les garçons et les filles

- Place grandissante accordée aux amis
- Attirance sexuelle accrue
- Recherche d'identité
- Peur d'être différent des autres et d'être rejeté
- Hypersensibilité émotive, ambivalence, sautes d'humeur
- Périodes de questionnements, de confusion et de rébellion
- Besoin d'intimité (sa chambre, son journal intime, ses activités personnelles, etc.)

Le préadolescent

La puberté précède l'étape de l'adolescence et se vit naturellement entre 12 et 16 ans. Votre préadolescent aspire à devenir grand. Il n'a pas à tirer sur le bourgeon qui s'ouvre en temps voulu. Le respect de son rythme est fondamental. Il a alors besoin d'adultes qui le valorisent dans cette étape de développement ; il est préférable et même nécessaire qu'il ne soit pas comparé aux autres qui peuvent avoir un rythme différent. La puberté chez la fille est généralement plus précoce que chez le garçon. Elle survient chez les filles en moyenne entre 12 et 14 ans et, chez les garçons, entre 13 et 16 ans.

Il y a une forte tendance à considérer le pubère (préadolescent) comme un ado. Or, il est primordial que le jeune puisse vivre son âge de préadolescent. Pour l'aider à intégrer les étapes de son développement, il doit savourer la période qui lui correspond. Une puberté très précoce (9-11 ans), plus probable chez la jeune fille, ne signifie pas que l'enfant soit devenue une préadolescente. Elle demeure une enfant dans un corps qui se développe plus rapidement. L'adolescence (entre 16 et 19 ans) demeure la phase post-pubère où votre jeune apprend à mieux s'affirmer, à développer sa sécurité intérieure, à mieux s'orienter dans ses choix et à tracer son avenir. Il s'agit d'une étape cruciale au cours de laquelle il apprend à être responsable de ses actes, à en assumer les conséquences et à intégrer l'amour à ses intérêts et à ses découvertes sexuelles.

L'échange amoureux et l'intimité propres à une sexualité d'adulte ne peuvent être motivés par la simple curiosité. L'intimité sexuelle réclame un choix éclairé et un engagement responsable. Loin d'être un jeu d'adolescence, elle est avant tout un acte qui implique deux personnes dans ce qu'elles ont de plus intime et suppose la maturité qui assure la pleine responsabilité.

Votre préadolescent se prépare à vivre cette étape du passage à l'âge adulte. Le respect du rythme de son développement corporel et affectif est fondamental. Le mouvement de précocité sexuelle des dernières années perturbe le rythme de croissance et désoriente tout enfant ou tout adolescent qui n'arrive plus à distinguer ce qui appartient à son âge.

Si votre enfant n'a pas appris à respecter chacune des étapes de son développement, s'il ne prend pas le temps d'apprécier ce qu'il est et d'apprivoiser les changements qui s'opèrent dans son corps et dans ses états affectifs, saura-t-il s'apprécier à sa juste valeur plus tard ? Quand viendra le temps d'être à l'écoute de sa sensibilité affective, entendra-t-il sa petite voix intérieure ? Saura-t-il être fidèle à son être unique ?

Savoir soutenir, protéger et aider son enfant dans son passage vers l'adolescence est un art que seul un parent aimant peut déployer adéquatement.

LE BESOIN

- Votre jeune a besoin d'être guidé dans sa quête de liberté, d'autonomie et d'indépendance.
- Votre jeune a besoin de son espace pour se retrouver seul, pour découvrir son corps et réfléchir à partir de ce qu'il est ; il a besoin de cet espace pour retrouver la vérité de son être plutôt que d'être bombardé par les influences extérieures.
- Votre jeune a besoin d'être reconnu et valorisé dans son corps et dans toute sa personne.
- Votre jeune a un grand besoin d'être protégé devant les multiples propositions de conduites sexuelles inappropriées à son âge peut-être même débridées et déviantes.
- Le jeune a besoin d'être appuyé dans sa quête du sens à donner à l'amour authentique. Il a besoin d'une sexualité qui soit propre à son âge.
- Le jeune est à la recherche d'un accompagnement par des amis et surtout par ses proches, cela malgré son attitude distante.

« Prendre le temps de vivre son âge permet une croissance vers la manifestation de son unicité et sa particularité. »

L'INTERVENTION

1. Présentez la personne humaine habitée par les trois pulsions et discutez ensemble du tableau ci-dessous:

Tableau 2

Personne humaine

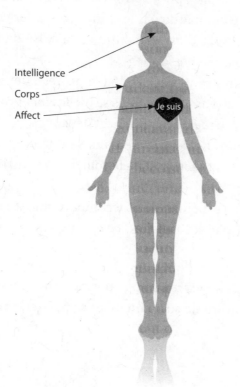

Intelligence

Corps

Affect

Je suis

Soulignez que le corps porte ce que la personne pense et ressent affectivement.

2. Présentez et discutez la notion de l'être humain en tant qu'être spirituel vivant dans un corps qui invite à respecter ce corps et à le trouver beau et digne non seulement d'intérêt mais d'émerveillement.

3. Présentez et discutez ensemble de l'évolution du corps en harmonie avec l'évolution de la personne selon le tableau ci-dessous :

Tableau 3

Étapes d'évolution

	Fusion	Fusion-dépendance	Dépendance	Dépendance-autonomie	Autonomie
Intelligence					
Affect					
Corps	bébé 0-5	enfant 6-10	pré-ado 10-12	adolescent 12-18	adulte

Selon les études à ce jour, chaque étape d'évolution vers l'âge adulte a une durée d'environ 5 ans (0-5 ans, 6-10 ans, 12-15 ans, 16-20 ans). À l'âge adulte, ces phases se découpent par périodes de 10 ans, soit les 20, 30, 40, 50 ans, etc.

4. Regarder ensemble un film qui met au centre de l'action aussi bien des enfants, des jeunes que des adultes peut faciliter le partage. Les questions suivantes peuvent aider la réflexion :

- Chaque personnage a-t-il la possibilité d'être à l'écoute de ce qu'il est – dans son corps, son être et ses besoins – et de le valoriser ?
- L'attitude des adultes permet-elle aux jeunes de grandir dans l'harmonie et la sécurité ?
- Quel personnage est le plus adéquat, le plus en accord avec lui-même et en harmonie avec son milieu ? Lequel l'est le moins ?

3. Connaître, respecter et aimer son corps

LA RÉALITÉ

Fille ou garçon ?

Dans l'utérus de la mère, chaque partie du corps du fœtus se développe. La majorité des organes et configurations du corps ont des formes semblables, qu'il s'agisse d'un garçon ou d'une fille, à l'exception des organes génitaux internes et externes. Entre le deuxième et le troisième mois de gestation, alors que le fœtus mesure entre 4 et 8 cm, soit entre 1½ et 3 pouces, les organes génitaux internes se développent, soit en masculin, soit en féminin. C'est au quatrième mois que les organes génitaux externes adoptent l'anatomie masculine ou féminine.

Le corps du petit bébé qui se développe en masculin produira des hormones (substances qui se déversent dans le sang et les tissus) qui agiront sur les cellules initiales pour leur donner une forme masculine. Pour une petite fille, le corps n'a pas besoin de ces substances. Les cellules initiales se développent naturellement en féminin.

Le petit fœtus porte des cellules qui serviront à la formation des organes sexuels. Il doit, pour devenir masculin, se développer en premier. Il doit en quelque sorte courir pour ne pas se faire devancer par la féminisation. C'est naturel chez lui s'il porte des chromosomes sexuels (éléments du noyau d'une cellule sexuelle) en forme de **XY**. C'est plutôt rare qu'un petit fœtus avec les structures **XY** ne prenne pas les devants. Dans ces cas rares, les cellules vont prendre la forme féminine. Ce sera donc une petite fille avec des chromosomes **XY**. Les petits fœtus porteurs des éléments **XX** se développent naturellement en filles.

Le développement du fœtus est une merveille de la nature. Au début, la mère ne ressent pas les mouvements du tout petit être qu'elle porte, mais vers le quatrième mois de grossesse (autour de 16 semaines), elle perçoit ses mouvements, ses culbutes et réalise davantage qu'une petite personne bien vivante vit en elle et se développe pour pouvoir naître et grandir. Cet être, si petit soit-il, est unique et aura sa mission unique.

La désignation de l'être humain change selon les phases de son développement :

Dans l'utérus de la mère	3 à 6 ans = petit enfant
1 à 8 jours : zygote	7 à 11 ans = enfant
9 jours à 10 semaines : embryon	12 à 15 ans = préadolescent
2 mois à la naissance : fœtus	16 à 19 ans = adolescent
Après la naissance	20 à 24 ans = post-adolescent
Naissance à 1 mois : nouveau-né	25 à 35 ans = jeune adulte
1 à 12 mois : nourrisson	35 à 69 ans = adulte
13 à 35 mois : bébé	70 ans et + = adulte aîné

L'évolution jusqu'à l'âge adulte

La maturation complète du cerveau humain nécessite entre 20 et 25 ans. Si une personne s'engage dans son processus de maturation affective, elle peut jouir pleinement de l'état adulte dès ses 25 ans.

Elle peut donc se rendre entièrement responsable de ses choix et de ses actes. Considérer la personne comme un adulte dès ses 18 ans est précoce. Dans une culture de divertissement où le jeune joue à la sexualité et devient même dépendant aux multiples jeux qui lui sont proposés, son processus de maturation affective est complexifié et même retardé.

À une autre époque ou dans une autre culture où le jeune apprendrait à devenir responsable et à se valoriser dans le travail et la formation professionnelle, les chances seraient plus grandes de constituer une société d'adultes dont l'âge mental et affectif correspondrait à l'âge chronologique. Il faut reconnaître que certains jeunes passent précocement à l'état adulte ; nous pouvons discerner en eux l'état du jeune adulte dès qu'ils atteignent l'âge de 20 ans. Il reste que dans une société qui met l'accent sur le plaisir immédiat et sur le jeu sous toutes ses formes, les adultes sont de plus en plus rares.

La personne qui jouit de l'état adulte s'est libérée de toute attirance irrésistible. Elle est en mesure d'évaluer les coûts et les conséquences de ses actes au-delà du plaisir ressenti. Elle est aussi capable de renoncer à un désir, de le modérer ou de remettre à plus tard sa réalisation. Le temps est vécu comme une occasion de mûrir un rêve, un désir ou une envie.

Votre jeune pourrait avoir de la difficulté à respecter les étapes de croissance nécessaires à son développement. Il a besoin d'un adulte, vous de préférence, dans cet apprentissage qui lui assure progrès et réussite.

N'est-ce pas un non-sens qu'une société offre à des enfants et à de jeunes ados de s'initier, selon leur goût, au visionnement de scènes d'intimité sexuelle propre à l'âge adulte ? N'est-il pas plus discutable encore de laisser un jeune s'adonner à des jeux amoureux et à des conduites déviantes que même certains « adultes » ont de la difficulté à gérer ?

Sachons offrir à nos jeunes des représentations qui leur permettront de connaître, de respecter et d'aimer leur corps.

Voici une nette représentation des distinctions entre l'appareil génital masculin et l'appareil génital féminin.

Tableau 4

Organes féminins et masculins

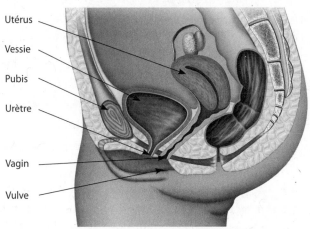

Utérus
Vessie
Pubis
Urètre
Vagin
Vulve

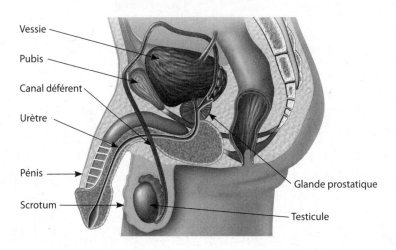

Vessie
Pubis
Canal déférent
Urètre
Pénis
Scrotum
Glande prostatique
Testicule

LE BESOIN

- Votre jeune a besoin de bien connaître l'anatomie génitale et son fonctionnement.
- Votre jeune a besoin de faire cet apprentissage biophysiologique dans une atmosphère de respect et de bien-être.
- Votre jeune a besoin de sentir que vous êtes à l'aise avec le sujet et que vous avez les connaissances appropriées.
- Votre jeune a besoin d'apprendre à aimer son corps dans l'étape de développement qui lui correspond et à le faire respecter.
- Votre jeune a besoin d'apprendre à utiliser les vrais mots pour nommer les différentes parties des organes génitaux et leurs fonctions.

« La connaissance de son corps dans la vérité et le respect est la base de l'estime de soi. »

L'INTERVENTION

Expliquez simplement, avec respect et en faisant appel à votre faculté d'émerveillement, l'anatomie génitale et son fonctionnement. Il est fondamental d'utiliser les vrais mots.

1. Présentation du corps masculin qui devient adulte

Dès la puberté, qui se vit généralement entre 13 et 16 ans chez le garçon, des changements et des sensations nouvelles sont perceptibles. Chez lui, les organes génitaux sont visibles. À l'extérieur du corps, il y a le pénis et les testicules dans les scrotums. À l'intérieur du corps se trouvent des glandes et des conduits : les épididymes sur le bord supérieur des testicules, le long canal déférent, la prostate, les vésicules séminales et l'urètre, à l'intérieur du pénis.

Tableau 5

Génitaux masculins

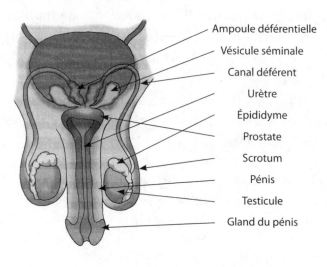

Ampoule déférentielle

Vésicule séminale

Canal déférent

Urètre

Épididyme

Prostate

Scrotum

Pénis

Testicule

Gland du pénis

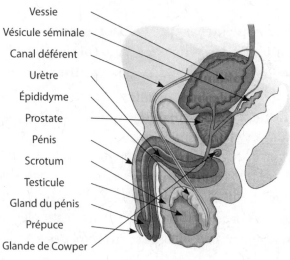

Vessie

Vésicule séminale

Canal déférent

Urètre

Épididyme

Prostate

Pénis

Scrotum

Testicule

Gland du pénis

Prépuce

Glande de Cowper

Voici une brève description de chaque partie des organes génitaux de l'homme. Elle aidera à utiliser les termes exacts.

Les scrotums : enveloppes cutanées externes situées derrière le pénis. Ils contiennent les testicules.

Les testicules : glandes sexuelles qui produisent les spermatozoïdes (cellules sexuelles masculines) et la testostérone (hormone sexuelle masculine).

Les épididymes : organes cylindriques situés à l'arrière sur le bord supérieur de chaque testicule où les spermatozoïdes achèvent leur maturation et gagnent de la mobilité (facilité à se déplacer).

Les canaux déférents : conduits cylindriques qui acheminent les spermatozoïdes à partir des testicules jusqu'au début de l'urètre dans la prostate. Avant d'arriver à la prostate, le canal déférent a la forme d'une ampoule (ampoule déférentielle) qui sert à conserver (stocker) les spermatozoïdes avant qu'ils soient éjaculés.

Les vésicules séminales : glandes de forme allongée qui produisent le liquide séminal (liquide opaque, blanchâtre, légèrement collant) qui nourrit les spermatozoïdes et leur permet de survivre.

Le sperme : liquide séminal qui contient les spermatozoïdes et qui leur permet de se déplacer. Il est principalement produit par les vésicules séminales et vient aussi en petite quantité des canaux déférents, de la prostate et des ampoules déférentielles.

La prostate : glande située en dessous de la vessie. Elle entoure l'urètre et produit aussi de la testostérone.

Les glandes de Cowper ou bulbo-urétrales : situées en dessous de la prostate et de chaque côté de l'urètre, elles sécrètent un liquide translucide et visqueux qui nettoie l'urètre avant l'éjaculation.

L'urètre : canal provenant de la vessie par lequel l'urine et le sperme sont éliminés. Les deux fonctions ne peuvent se faire en même temps. Un petit anneau musculaire situé en bas de la vessie ferme le passage de l'urine quand l'homme a des contractions pré-éjaculatoires.

Le pénis : organe externe de l'homme qui sert à la miction (écoulement de l'urine), à la copulation (pénétration dans le vagin) et à l'éjaculation du sperme. Il est composé de tissus musculaires richement irrigués par des vaisseaux sanguins : deux corps caverneux en forme de cylindres parallèles situés de chaque côté du pénis et un corps spongieux qui entoure l'urètre à partir du périnée (près du bassin) jusqu'au gland.

Lorsqu'il y a stimulation ou excitation sexuelle, ces corps se gonflent de sang et produisent l'érection du pénis (augmentation de la taille et du poids du pénis).

Le gland du pénis : la fin du pénis est constituée d'un tissu érectile et spongieux. Le gland contient un dense réseau nerveux et des corpuscules (petits éléments anatomiques) qui en font une des zones les plus sensibles des organes génitaux de l'homme.

Le prépuce : peau mobile qui recouvre le gland du pénis. Le prépuce peut être enlevé chirurgicalement (circoncision). Dans ce cas, le gland reste découvert et une substance (la kératine) le protège. Le gland perd alors une partie de sa sensibilité superficielle, mais conserve sa capacité voluptueuse (de sensation de plaisir).

L'éjaculation : émission (expulsion) du sperme par l'urètre qui procure généralement l'orgasme (plaisir intense). Elle se produit à la suite de phases d'excitation sexuelle pendant lesquelles le pénis devient en érection. Des stimulations nerveuses provoquent le réflexe orgasmique.

La quantité de sperme éjaculée est de 3 à 10 ml, soit moins d'une cuillère à soupe. Les premières éjaculations spontanées surviennent au cours de la puberté (entre 13 et 16 ans) et sont accompagnées de sensations de plaisir. Elles surviennent souvent pendant le sommeil (« éjaculation nocturne » et non « pollution nocturne »).

Une meilleure connaissance de l'anatomie génitale de l'homme permet de mieux comprendre le rôle fondamental de cette structure. Les productions des organes génitaux amènent aussi une énergie et une force qui peuvent être utilisées dans la réalisation de beaucoup d'autres activités (le sport, le travail, les études, etc.).

Un jeune garçon tire un grand avantage à réclamer le respect lors de conversations reliées à ses organes génitaux. La puberté est une belle occasion d'accueillir les changements de son corps avec fierté.

2. Présentation du corps féminin qui devient adulte

La puberté de la fille survient généralement entre 12 et 14 ans. Elle engendre des sensations physiques et des réactions émotionnelles nouvelles. Chez elle, la grande partie des organes génitaux se situe à l'intérieur du corps. Seule la vulve est extérieure et située sous le bassin. Pour cette raison, il est plus difficile pour une fille de bien connaître son anatomie génitale. Cette présentation vise à lui faciliter cette connaissance indispensable.

Tableau 6
Génitaux féminins

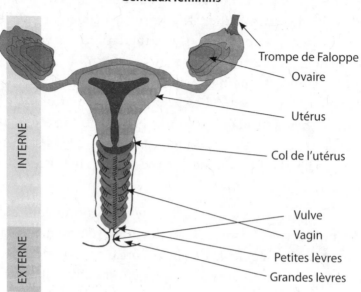

INTERNE

EXTERNE

Trompe de Faloppe
Ovaire
Utérus
Col de l'utérus
Vulve
Vagin
Petites lèvres
Grandes lèvres

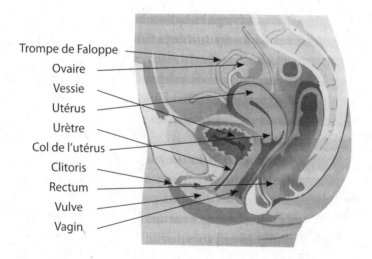

Trompe de Faloppe
Ovaire
Vessie
Utérus
Urètre
Col de l'utérus
Clitoris
Rectum
Vulve
Vagin

Voici une brève description de chaque partie des organes génitaux de la femme. Elle aidera à utiliser les termes exacts.

Les organes génitaux externes :

La vulve : l'ensemble des organes génitaux externes qui comprend les grandes et petites lèvres vulvaires, le clitoris, le vestibule, l'hymen et des glandes.

Les lèvres vulvaires : *grandes lèvres :* deux bourrelets latéraux ; *petites lèvres :* à l'intérieur des grandes lèvres, replis cutanés qui se rejoignent à la partie supérieure pour former le capuchon du clitoris.

Le clitoris : petit organe très sensible fait de tissus érectiles spongieux et caverneux semblables à ceux du pénis chez l'homme. Il est situé en haut de la vulve, où les petites lèvres se rejoignent.

Le vestibule : espace entre les petites lèvres qui comporte deux orifices : *l'orifice urétral,* qui permet l'écoulement de l'urine, et *l'orifice vaginal* (entrée du vagin), qui permet l'évacuation du flux menstruel, la pénétration du pénis et la naissance du bébé.

L'hymen : mince membrane perforée et élastique qui recouvre partiellement l'orifice vaginal. Cette membrane peut s'ouvrir totalement ou partiellement lors d'exercices physiques, de l'utilisation de tampons ou de la pénétration (relation coïtale).

Cette ouverture peut provoquer une petite déchirure et un peu de saignement. Ce phénomène est naturel puisque tout tissu humain contient du sang et il varie d'une fille à l'autre. L'hymen peut même être complètement ouvert, il peut être plus élastique, il est généralement perforé. Sinon, le médecin doit faire une petite incision pour permettre aux sécrétions menstruelles de s'écouler.

L'état de l'hymen n'indique pas si la fille est vierge ou pas physiquement. La virginité physique correspond au fait de ne jamais avoir eu de relation coïtale (pénétration), chez l'homme ou la femme.

Le périnée : espace qui s'étend de l'anus aux parties génitales (début des lèvres vulvaires). Il se nomme aussi « plancher pelvien ».

N.B. : Chez l'homme, il comprend la base du pénis et le scrotum.

Les organes génitaux internes

L'urètre : canal qui naît à la vessie et qui permet d'éliminer l'urine.

Le vagin : conduit musculaire et membraneux permettant l'expulsion des sécrétions menstruelles, le coït et la naissance du bébé. Ses tissus sont vascularisés (pourvus de vaisseaux) et peuvent provoquer une sueur vaginale (lubrification) quand la fille ressent de l'excitation sexuelle.

L'utérus : organe musculaire creux, en forme de poire, qui sert à accueillir et à nourrir l'embryon puis le fœtus durant son développement. Dans le bas, il est fermé par un col qui comprend une petite ouverture, l'orifice cervical. Pour la naissance d'un bébé, le col s'efface, se dilate et s'ouvre complètement. L'intérieur de l'utérus est tapissé d'une muqueuse (endomètre) ; son épaisseur augmente et ses glandes se développent à chaque cycle menstruel pour accueillir un ovule fécondé.

S'il n'y a pas de fécondation, la partie superficielle à l'intérieur de l'utérus (endomètre) est expulsée. C'est la menstruation qui contient un mélange de muqueuse, de sang et de sérosité.

Les trompes de Fallope: deux canaux de chaque côté de l'utérus qui permettent la circulation de l'ovule qui vient de l'ovaire. Ces canaux permettent aussi aux spermatozoïdes déposés dans le vagin d'aller rencontrer l'ovule qui y circule. C'est dans la trompe que les deux cellules sexuelles se rencontrent. Par la suite, le zygote (ovule fécondé par le spermatozoïde) commence son développement (multiplication des cellules) dans la trompe tout en se rendant à l'utérus, où il trouvera son nid pour poursuivre sa formation et sa croissance.

Les ovaires: glandes en forme d'amande situées aux extrémités des trompes de Fallope qui permettent la sécrétion des hormones féminines (œstrogènes et progestérone) et qui produisent l'ovule.

Dans les ovaires, on retrouve des follicules qui, peu à peu, mûrissent pour devenir des ovules. Cette période de fécondité a une durée d'environ 35 ans. Quand la femme n'a plus de follicules dans ses ovaires, elle ne peut plus produire d'ovules. C'est la cessation de l'activité ovarienne et l'arrêt du cycle menstruel qui avait commencé à la puberté.

L'ovulation: moment où l'ovule sort de l'ovaire. La trompe de Fallope l'attrape alors grâce aux franges dont elle est dotée à son extrémité, près des ovaires.

Le cycle menstruel: phénomènes périodiques rattachés à la menstruation. Le cycle commence par le premier jour de menstruation. Cette période est suivie de la maturation des follicules puis de l'ovulation et se termine 14 jours plus tard, soit les 14 jours nécessaires à l'utérus pour se préparer à recevoir un ovule fécondé. S'il n'y a pas de grossesse, un nouveau cycle commencera 14 jours plus tard avec le début d'une nouvelle menstruation.

Tout au long de son cycle menstruel, la fille apprend à vivre avec des changements importants de sécrétions hormonales qui font varier son état émotionnel. Elle découvre que son corps lui procure des sensations nouvelles. Si elle ressent des douleurs au début des menstruations et lors de l'ovulation, elle ne doit surtout pas associer la féminité à la souffrance. Elle doit mettre à profit sa capacité affective et découvrir les enchantements liés au fait d'être femme.

Chez l'homme et la femme, le fonctionnement des organes génitaux est dirigé par un « chef d'orchestre » qui envoie des messages aux glandes, comme les testicules et les ovaires, pour la production d'hormones. Ce grand maître est l'**hypophyse**, une glande située dans le cerveau. L'hypophyse sécrète des hormones qui circulent dans le sang et stimule les autres glandes. Le cerveau est le centre de contrôle du fonctionnement d'une personne. Ses pensées, états émotionnels, sensations de plaisir ou de douleur ont besoin d'être bien orientés pour assurer le bon fonctionnement de son corps et son bien-être physique et psychologique. Un malaise affectif peut interférer avec le fonctionnement de l'hypophyse.

Tableau 7

L'hypophyse

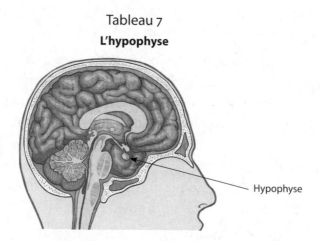

Hypophyse

3. Promouvoir l'hygiène des organes génitaux

Chaque partie du corps a besoin d'être propre. Bien laver son corps est essentiel pour se sentir bien, être en santé et sentir bon.

Les organes génitaux sont sensibles et ont besoin d'être bien lavés avec un savon doux. Il faut éviter les produits forts et irritants. Les déodorants sont aussi à éviter.

Le garçon doit apprendre à dilater son prépuce (repousser la peau qui recouvre son pénis) pour retirer les sécrétions qui s'y accumulent (smegma), pour éviter l'inflammation et garder le gland de son pénis propre.

La fille doit bien laver entre les replis de sa vulve et du clitoris. Elle doit laver ses organes génitaux de l'avant vers l'arrière pour éviter de transporter les microbes de l'anus vers le vagin ou l'urètre. Elle fait de même pour l'utilisation du papier hygiénique.

Il est très important de bien laver l'anus, le nombril, tout comme les oreilles... Les replis de ces parties du corps nécessitent plus d'attention pour éviter que des saletés et les sécrétions y restent logées.

Il est nécessaire de changer les sous-vêtements quotidiennement et de les retirer pour dormir. Les organes génitaux ont besoin d'espace pour avoir de l'oxygène. Caleçons, petites culottes et pantalons trop serrés nuisent à la bonne circulation du sang dans les organes génitaux.

Un jeune qui apprend à mieux connaître et à aimer son corps se donne des « conditions gagnantes » pour acquérir une bonne estime de soi, nécessaire à la réalisation personnelle.

4. Le meilleur guide pour une sexualité saine

LA RÉALITÉ

L'importance de bien accompagner

Le parent qui accompagne son enfant tout au long de sa croissance demeure le meilleur conseiller. Bien accompagner son enfant suppose que le parent ait conservé son bon sens naturel et qu'il ne soit pas impliqué dans des modes déshumanisantes (pornographie, sado-maso, échangisme, etc.).

Généralement, il est plus facile pour le parent du même sexe que l'enfant d'engager la conversation avec lui au sujet de la sexualité et du développement affectif et sexuel. Après tout, il a vécu les mêmes étapes, s'est posé les mêmes questions et comprend l'expérience vécue par son enfant.

Particulièrement au moment de la puberté, le parent du même sexe peut amorcer un échange plus en profondeur sur les changements physiologiques, mais surtout sur l'expérience émotionnelle et affective qui accompagne cette étape. Par la suite, l'autre parent pourra prendre part à la discussion et apporter le complément d'information spécifique au sexe complémentaire. L'enfant sera favorisé s'il reçoit de personnes des deux sexes l'information qui lui permet de satisfaire sa curiosité.

Le succès d'une bonne éducation sexuelle repose sur des critères précis :

- Les deux parents partagent des valeurs humaines pour une saine sexualité respectueuse des phases de développement et de l'âge de l'enfant.
- L'éducateur doit être capable de présenter le corps et ses manifestations en suscitant l'émerveillement.
- L'information transmise doit être exacte et répondre aux interrogations de l'enfant.
- L'échange doit être naturel, propice au dialogue et respectueux.
- Le manque de connaissances ne doit pas gêner le parent qui peut simplement dire qu'il est aussi intéressé par la question et qu'il fera une recherche pour s'assurer de donner une information juste.

L'absence d'accompagnement dans les étapes de croissance vers l'âge adulte est difficile à vivre et peut être angoissante pour un jeune. Il se sent souvent très seul. Il est gêné de parler de ce qu'il ressent dans son corps, des émotions qui l'envahissent et de sa soif d'être aimé et reconnu. L'adulte doit s'approcher avec précaution pour amorcer le dialogue. Le naturel, la simplicité et une attitude d'ouverture favorisent la profondeur de l'échange.

La nécessité de gérer les émotions

Par ailleurs, les émotions fortes, comme les conflits ou les liens amoureux, stimulent de façon excessive les centres sensoriels du cerveau. Ces sensations risquent fort d'ébranler un équilibre que le jeune doit apprendre à établir ou à rétablir. L'expérience le démontre bien : très peu de jeunes peuvent se consacrer à leur travail scolaire tout en étant envahis par une passion amoureuse, des émotions confuses, perturbantes ou paralysantes. Comme le guide a la mission de pénétrer les jardins secrets du jeune pour lui permettre d'orienter ses choix vers la réalisation de son être, il doit lui-même être bien informé et en mesure de donner le meilleur de lui-même.

Quoi de plus stimulant et réconfortant que de pouvoir parler vrai ?

LE BESOIN

- Votre jeune a besoin d'apprendre à rester à l'écoute de son être affectif qui le guide pour s'accomplir dans l'amour.
- Votre jeune doit apprendre à différencier les diverses expériences qu'il peut vivre, sur les plans physique, affectif et spirituel.
- Votre jeune a besoin d'un guide capable de l'écouter, de l'accueillir dans ce qu'il vit et de le valoriser à bon escient.
- Votre jeune a un grand besoin de se confier et il le fera auprès de ses semblables ou d'un guide expérimenté, de préférence son parent.
- Votre jeune a besoin de calmer ses états émotionnels pour poursuivre ses études et d'autres activités importantes pour son développement.
- Votre jeune a besoin de savoir qu'une passion amoureuse est un signe de sensibilité érotique et que l'apprentissage à retrouver son calme intérieur est essentiel à sa croissance vers l'état adulte.

« La joie de vivre se manifeste à des moments privilégiés de la vie, faut-il l'accueillir sans perdre pied ? »

L'INTERVENTION

L'intervention doit tenir compte des trois aspects qui correspondent au fonctionnement du cerveau : l'aspect physique,
l'aspect affectif et l'aspect spirituel.

**1. Votre fille de 12 ans vous dit qu'elle « a un chum ». Comment
intervenir ?**

Avant tout, il faut bien comprendre ce que signifie pour elle
« avoir un chum ». Par la suite, il importe de l'inviter à vous
le présenter : son nom, son âge, ses valeurs, ses qualités, ses
défauts, ses intérêts dans la vie, etc.

L'utilisation du petit schéma suivant peut aider à comprendre
ce qu'elle vit et vous permettre de lui offrir un éclairage qui
oriente ses choix vers ce qui est favorable à son développement
sur les plans affectif et relationnel.

Tableau 8

**Relation entre les fonctions ou facultés humaines
et la structure cérébrale**

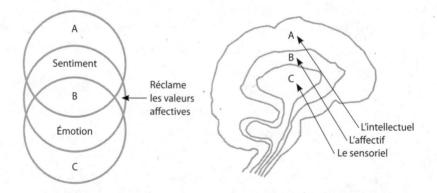

Il est primordial pour la santé d'assurer un équilibre dans le développement du cerveau afin d'encourager des comportements appropriés. Une surcharge dans le cerveau sensoriel et un sous-développement dans le cerveau affectif engendrent un déséquilibre, des attitudes et des choix inadéquats et même déviants.

Il est primordial d'inviter votre fille à reconnaître ce qu'elle vit aux trois niveaux.

Dans son corps, grâce à son cerveau qui perçoit le sensoriel, elle peut ressentir le plaisir et l'attraction. Ces sensations sont fréquentes lors de la rencontre d'une personne avec laquelle on a des affinités sensorielles.

La reconnaissance la plus centrale est celle de l'expérience affective. Pour atteindre ce niveau, il faut exercer l'écoute intérieure.

Voici quelques questions qui peuvent aider votre fille à faire une bonne réflexion :

- Est-ce que j'agis en accord avec moi-même ?
- Dans mon for intérieur, est-ce que cette relation m'aide à être libre et calme pour étudier et établir des rencontres d'amitié avec de bonnes personnes qui n'agissent pas en *chum* ?
- Au fond de moi, accepter cette relation me conduit où ?
- Refuser cette relation me libère de quoi ?
- Est-ce que je me sens en harmonie avec mes buts et mes choix ?
- Quel est mon principal besoin, compte tenu de mon âge ?
- Est-ce que je m'intéresse à cette personne parce que je ne me sens pas suffisamment aimée à la maison ?

Rappelez à votre jeune fille que les valeurs essentielles à l'amour doivent dominer les frissons agréables que son corps peut ressentir.

De plus, amenez votre fille à évaluer la situation avec intelligence en lui posant quelques questions :

- Selon toi, quel serait le meilleur conseil à donner à une jeune fille de ton âge, ou même plus âgée, qui se retrouve dans une relation amoureuse ?
- Quelles sont les priorités dans ta vie ? **(Prenez le temps de les mettre sur papier)**
- Actuellement :
- Pour ton avenir :
- Quelles sont les conditions essentielles pour s'engager dans une relation profonde et intime ?

De telles questions, directes et précises, permettent à tous les jeunes d'ouvrir de nouveaux horizons et de découvrir des avenues plus adéquates.

En demeurant fixé sur une expérience, on s'empêche d'atteindre le vrai en soi. Les conflits et les liens amoureux sont les deux expériences qui réclament le plus d'énergie au corps et qui peuvent brouiller les choix à faire.

Il suffit de vous rappeler combien de personnes ont fait de mauvais choix à la suite de conflits ou lors de coups de foudre. Il est primordial de s'assurer d'un bien-être et d'un calme émotionnel. Votre jeune a besoin d'être accompagné dans cet apprentissage. Si vous fermez les yeux ou acquiescez sans discuter aux demandes de votre jeune, sous prétexte qu'autrement il ne se sentira pas aimé, vous faites dévier une relation d'amour authentique.

Par amour pour votre enfant, il y a des « non » à dire, même si la mode dicte l'inverse et même si « tout le monde le fait » ou si « tous les parents disent oui ».

2. Que diriez-vous si votre jeune fille de 8, 10 ou 12 ans vous demandait d'acheter une gamme complète de produits pour traiter ses rides ?

Une soixantaine de produits, comme le mascara, le fard à joues, le rouge à lèvres, allant jusqu'à la crème exfoliante et anti-âge, sont offerts sur le marché des *tweens* (enfants de 8 à 12 ans). Les grandes entreprises ont remarqué que de traiter les enfants en adolescentes représente un potentiel commercial très rentable, et leurs publicités sont habiles et accrocheuses. Les préadolescentes deviennent une cible facile, d'une part parce qu'elles sont influencées par leurs vedettes préférées auxquelles elles s'identifient et d'autre part, parce qu'elles ont de la difficulté à faire la distinction entre un message publicitaire et la réalité.

Aimera-t-on assez son enfant pour lui dire « non » au moment opportun et multiplier les arguments pour lui faire prendre conscience de sa beauté naturelle ?

Votre jeune a besoin d'apprendre à cibler ses vrais besoins et à reconnaître ce qu'il veut vraiment au plus profond de son être. Le « bon sens » naturel que tout parent porte en lui-même peut être l'outil idéal pour créer une nouvelle société où votre enfant sera heureux de vivre selon son âge, dans la santé et l'harmonie. Vous pouvez être ce guide compétent.

3. Votre garçon de 12 ans vous demande de l'argent pour aller voir un film avec sa blonde. Quelle attitude adopter ?

Un « non » brusque et un sourire moqueur sont à éviter. Il est approprié de le remercier de vous faire savoir qu'il a une blonde, s'il ne l'a pas fait avant, en ajoutant que vous seriez enchanté de faire sa connaissance.

Ouvrez le dialogue avec des questions qui sont claires sans être embarrassantes : « Qu'est-ce que ça veut dire pour toi avoir une blonde ? Est-ce bien différent que d'avoir une amie ? » Les parents doivent connaître la nature de cette relation et la façon dont leur fils la vit.

Si le jeune homme se montre pressé et impatient d'avoir l'argent, le parent peut offrir d'aller les conduire en auto. Ainsi, il gagnera du temps. Le parent doit connaître les amis, le réseau social de son enfant ; il doit être au courant des activités, des films, du style de musique qui l'intéressent. Il pourra ainsi le guider vers ce dont il a réellement besoin et ne pas se contenter de satisfaire ses fantaisies et ses caprices.

5. L'attirance et le désir

LA RÉALITÉ

La chimie du corps, un facteur d'évolution

Toute personne ressent de l'attirance et éprouve des désirs. L'attirance peut être ressentie à l'égard du sport, de la musique, de telle activité ou de telle personne. Cette affinité (« J'ai envie de faire… », « J'ai le goût de rencontrer telle personne ») dépend de la chimie du corps et de l'apprentissage. On ne discute pas des goûts, dit le proverbe, mais ils peuvent « s'éduquer ».

Il est clair que:

La chimie fait que certains atomes s'attirent. Il est naturel d'être attiré ou non par certains types de personnes. Puisque la chimie change, cette attirance peut changer. Une personne se sent attirée vers une autre et voilà qu'après un certain temps ou à la suite d'une meilleure connaissance de la réalité de l'autre, cette attirance physique peut augmenter, se perdre ou même changer catégoriquement et devenir une aversion (répugnance, répulsion).

Pourquoi la chimie change-t-elle?

Les cellules de notre corps se renouvellent constamment. L'apprentissage, les expériences, les pensées et les émotions opèrent des transformations chimiques dans le corps.

- Penser du bien d'une personne *conduit* à une chimie d'attirance.
- Penser du mal d'une personne *conduit* à une chimie de répulsion.
- Deux personnes peuvent ressentir beaucoup d'attirance l'une envers l'autre et, après un certain temps, se détester.
- L'attirance est physique.

L'amitié, l'attirance, l'amour : des distinctions

L'amour est-il une simple attirance ?

Le désir est davantage affectif et moins explosif que l'attirance. La connaissance d'une personne peut susciter le désir de lui parler, d'échanger, de s'engager dans des activités avec elle (art, sport, études, etc.). Le désir suppose une réflexion, une connaissance, et conduit à un choix, une décision.

Une personne, même attirée ou remplie de désir, demeure responsable de ses actes.

Être amoureux et avoir des peines d'amour sont des expériences qui arrivent souvent très vite. Le jeune doit être bien accompagné pour se libérer de ces chagrins qui accaparent tout l'être. L'activité physique et la respiration profonde sont alors très bénéfiques.

Par ailleurs, avoir des copains, des copines et être amis est différent. Il est en effet possible de s'entourer de plusieurs personnes dont on apprécie la compagnie et avec lesquelles il est agréable de parler.

Il peut aussi arriver que le regard se fixe sur une personne qui attire notre attention d'une façon toute spéciale. Cette personne habite les pensées, suscite la rêverie. Le désir de la rencontrer devient constant. Quand nous la voyons, les battements du cœur s'accélèrent. Quand elle est absente, nous nous ennuyons. Bien qu'elles soient réelles et parfois intenses, ces vibrations dans le corps ne garantissent pas que cette personne sera l'amour de notre vie.

En la connaissant davantage, nous pouvons ressentir moins d'intérêt à son égard. Ces expériences sont fréquentes. Si la personne pour laquelle nous ressentons une émotion très forte nous quitte, autant le corps était excité de joie, autant il est envahi par la peine. Il faut savoir guérir sa peine. Pour cela, il faut faire du sport, bien se nourrir, rencontrer des amis et en parler à une personne de confiance. Toutes ces actions peuvent aider à récupérer sa joie de vivre.

Il est important de savoir que le véritable amour est plus profond et plus fort que des émotions « d'amourachement », même si elles sont ressenties très fortement. L'éducation à la sexualité comprend cet apprentissage, cet entraînement à ne pas se laisser envahir par ces explosions émotionnelles qui peuvent empêcher de reconnaître le véritable amour. Les peines fortement ressenties quand l'autre met fin à la relation doivent être guéries le plus rapidement possible afin de progresser dans l'accomplissement de son être. De nouveaux intérêts se présentent et le jeune devient de plus en plus mature et capable de s'engager dans des relations d'amitié propres à son âge.

Pour accéder à un bonheur durable, il faut éviter de se laisser aller à ces émotions. Accueillir et approfondir un désir peut nous amener à développer de bonnes amitiés et à nous joindre à des regroupements de personnes qui ont des valeurs semblables.

LE BESOIN

- Votre jeune a besoin de connaître la différence entre les émotions subites et passagères, les états émotionnels plus durables et les sentiments. Les états émotionnels intenses sont généralement brefs. C'est pourquoi un coup de foudre n'est généralement pas un signe d'amour. L'émotion fait vibrer le corps, le sentiment s'élabore, tout dépendant des choix et de la pensée de la personne.
- Votre jeune a besoin d'apprendre comment guérir ses « peines d'amour » avant même que ces expériences ne l'atteignent. Il a besoin d'apprendre à traiter ce qui lui fait mal dans le quotidien et de saisir que l'être humain est fait pour être heureux sans s'enivrer dans des sensations fortes ou l'euphorie.
- Votre jeune doit développer le réflexe de ne pas prendre sur lui ce qui ne lui appartient pas, comme des reproches, des mésententes ou des ruptures qui surviennent quand l'humeur ou la chimie de l'autre change.
- Votre jeune a besoin d'apprendre à ne pas faire siens les malaises, les peurs et les déceptions de ses compagnons ou même de ses parents.
- Votre jeune a besoin de développer sa capacité à nommer ses émotions et ses sentiments.

« Le désir qui naît au profond de soi s'actualise dans le temps en respectant l'âge de croissance. »

L'INTERVENTION

1. Il convient que vous amorciez le dialogue sur les attirances et le désir. Par exemple, il est fréquent de voir dans des films des aventures amoureuses se terminer en conflits, des pro-

messes d'amour se transformer en violentes querelles... On y voit aussi des scènes d'engagement sincère et généreux tel que l'amour pour sa famille, l'engagement envers une cause humanitaire, un engagement professionnel...

Créez et profitez des occasions d'échange après avoir regardé un film. Des questions simples peuvent déclencher la discussion et mener à une réflexion plus approfondie :

- Quel est ton personnage préféré, pourquoi ?
- Quelle scène t'a le plus dérangé ?
- Comment l'amour est-il présenté dans ce film ?
- Comment y traite-t-on la sexualité ?

Laisser votre jeune visionner des films sans qu'un échange s'ensuive ne l'aide pas à faire mûrir ses opinions. Un film transmet des messages qui vont en faveur ou à l'encontre de l'amour et de la dignité humaine.

2. Profitez des occasions pour dialoguer avec votre jeune afin d'accroître votre connaissance l'un de l'autre.

- Planifier un souper de famille où l'on propose des thèmes pour échanger (la mode, les nouvelles de la semaine, la sexualité, un reportage ou un article de journal).
- Visiter un musée ou une exposition peut permettre des échanges enrichissants et une meilleure connaissance des goûts et des intérêts de votre enfant.
- Quand votre jeune participe à une compétition sportive, à un concours de dessin, de musique ou autre, planifiez un temps d'échange pour mieux saisir ce qu'il a vécu en s'investissant dans cette activité, qu'il ait perdu ou gagné. Félicitez-le d'y avoir participé.

6. L'érotisme et ses charmes

LA RÉALITÉ

L'érotisme est la représentation de la sexualité et de l'amour dans son expression sensuelle et corporelle. C'est une mise en scène esthétique du corps humain, de l'intimité entre deux personnes. C'est l'expression corporelle qui insiste sur la volupté, c'est-à-dire le plaisir des sens, sans que les organes génitaux et l'acte sexuel en soient la finalité. La représentation érotique est un art qui incite à l'émerveillement et même au désir. Elle rejoint tous les domaines de la création et stimule les capacités créatrices. Elle vise à dévoiler ce qui incite chaque individu à s'approcher de l'autre.

Malheureusement, de nos jours, la médiatisation de la sexualité déforme l'érotisme. La tendance à la consommation a infiltré la sexualité et l'industrie publicitaire l'utilise à propos de tout : la vente automobile, les produits de toilette, les articles ménagers, les aliments...

La pornographie de plus en plus répandue a usurpé la place de l'érotisme. Au lieu d'aiguiser l'appétit sexuel, elle détourne de la réalité et de sa finalité. Les pratiques sexuelles proposées ne tiennent pas compte du langage amoureux. La représentation des rapports sexuels comporte une dimension d'obscénité, l'accent étant mis sur les organes génitaux exagérément excités.

La personne, et surtout la femme, est représentée comme un objet à vendre ou à acheter. Le modèle pornographique est en fin de compte l'expression d'une marchandisation du corps et du sexe.

La banalisation de la pornographie, désormais accessible à tous, prive les enfants de la protection à laquelle ils ont droit contre la représentation de scènes déshumanisantes qui instaure en eux l'idée de déviance sexuelle. La façon dont les enfants et les jeunes intègrent ces images est inquiétante. Ils en arrivent facilement à croire qu'ils doivent se comporter comme les modèles qu'on leur propose. Le « flash porno » s'inscrit rapidement dans leur cerveau. Les images qu'ils visualisent deviennent leurs modèles sexuels. C'est comme si la distance entre le réel et le fantasme était effacée. Ils apprennent ainsi à établir des relations virtuelles, irréelles, en risquant de devenir des individus automates sans humanité.

Le jeune n'est pas l'auteur de ces présentations obscènes et perverses, mais il en est la victime.

Les tableaux suivants aideront à différencier pornographie et érotisme.

Tableau 9

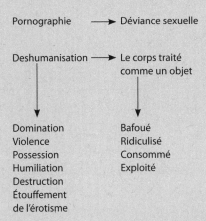

Pornographie vs érotisme

PORNOGRAPHIE

Pornographie ⟶ Déviance sexuelle

Deshumanisation ⟶ Le corps traité
comme un objet

Domination   Bafoué
Violence   Ridiculisé
Possession   Consommé
Humiliation   Exploité
Destruction
Étouffement
de l'érotisme

ÉROTISME

Incite à la beauté
Respecte l'humain
Invite à la rencontre de l'autre
Favorise l'émerveillement

Tableau 10

Distinctions entre érotisme et pornographie

ÉROTISME	PORNOGRAPHIE
• Implicite	• Explicite
• Suggestion	• Exhibition
• Message d'amour, romantique	• Message de violence humiliation, domination
• Intentions multiples	• Intention exclusive d'excitation
• Esthétique : l'image inspire l'admiration du corps	• Offense la décence Non esthétique
• Échange amoureux	• Consommation : utiliser et jeter, anti-amour
• Ouverture sur l'éthique	• Provocation, mépris des morales établies
• Représentation discrète et agréable	• Industrie très rentable sur le plan économique
• La personne est un être humain qui doit choisir librement	• La personne est une chose et doit être maniable
• Le « non » est clair	• Le « non » et le « oui » ne disent rien
• Le « oui » est clair	• Mensonge
• Égalité	• Racisme
	• Machisme
	• Ex. : le Noir bien membré
	• « Tu es une bête »
• Corps épanouis et gestes naturels dans l'échange amoureux	• Les corps servent à des actes sexuels humiliants. Ex. : fellation : femme à genoux, éjaculation dans le visage
• Les deux personnes sont égales	• La femme objet, soumise, exploitée, dégradée, humiliée
• Sans douleur	• L'homme performant, dominant
• Excitation par un fantasme serein	• Une femme et deux hommes (ils ne se touchent pas)
	• Un homme et deux femmes (elles se touchent)
• Contentement après l'excitation	• Masochisme et sadisme : la douleur fait partie du spectacle
• Conforme au réel et très varié	• Excitation par un fantasme troublant
• Sexualité accompagnée d'émotions	• Dégoût après l'excitation La personne sert au commerce et est aliénée
	• Confond le réel et le fantasme
	• Toute personne est « prostituable »
	• Infantilisation de la femme
	• Sexualisation de l'enfant
	• Pédopornographie
	• Déshumanisation

Rappelons-nous que les multiples possibilités d'échange et de communication sur Internet, notamment dans les médias sociaux, les forums de discussion et le clavardage, incitent les jeunes à se dévoiler sur tous les plans et à perdre le droit à l'intimité et à la pudeur.

La pudeur

Dès l'âge de cinq ans, il est tout à fait normal pour un enfant de ne pas vouloir se montrer nu. Il aime tenir cachés ses organes génitaux et ses fesses. Il comprend que ce sont des parties intimes, très sensibles, et qu'elles doivent être protégées du regard des autres.

Bien des personnes ne parlent pas facilement de leurs sensations amoureuses. Le souhait de garder une part de secret à l'égard de leurs émotions est aussi une manifestation de pudeur. Généralement, les enfants et les adolescents sentent le besoin de parler de leur attirance envers une autre personne. Tout enfant, comme le vôtre, a aussi besoin d'être bien accompagné dans ces sensations qui peuvent être très fortes. Vous pouvez être cet accompagnateur. En l'accompagnant, vous ferez d'une pierre deux coups : il sera moins enclin à parler davantage à ses amis qu'à ses parents et vous serez en mesure de lui offrir des conseils appropriés. Il est préférable qu'il vous parle puisque vous êtes mieux préparé. Si vous avez de la difficulté à établir un contact personnel avec votre enfant, un professeur avisé ou un professionnel de la santé pourrait tout aussi bien offrir un accompagnement approprié.

La relation coïtale : comment l'aborder

Si votre jeune manifeste discrètement sa curiosité au sujet de la relation coïtale, c'est-à-dire la pénétration du pénis dans le vagin, il convient de clarifier avec lui cette conduite sexuelle, au lieu de le laisser consulter de l'information souvent erronée sur Internet, par exemple.

Vous pouvez expliquer que l'intimité génitale entre deux personnes commence par une rencontre entre deux adultes responsables et engagés dans l'amour. Ils parlent, se caressent, s'embrassent. Le pénis de l'homme devient en érection, c'est-à-dire qu'il devient dur et plus long. Le vagin de la femme se lubrifie et se dilate, c'est-à-dire qu'il devient humide et s'allonge. À ce moment, le désir d'intimité devient plus intense. L'homme entre son pénis dans le vagin de la femme et bouge en faisant un petit va-et-vient. La sensation de plaisir augmente et peut mener à l'orgasme qui est un réflexe de plaisir très fort qui dure quelques secondes.

Le plaisir

Chez l'homme, du sperme, un liquide qui contient des milliers de spermatozoïdes, peut être expulsé par l'urètre et déposé dans le vagin de la femme ; cette réaction s'appelle « éjaculation ».

Chez la femme, la sensation du plaisir peut se ressentir davantage dans tout le corps. Cette intimité est très engageante. C'est pourquoi l'amour et le respect sont des facteurs essentiels à la satisfaction. Le « *one night stand* » ou l'aventure passagère sont des indications de la perte du sens humain dans l'intimité sexuelle ; ils peuvent procurer du plaisir mais non de la satisfaction qui présuppose un bien-être harmonieux.

De la conception à la naissance

Lors de l'éjaculation, les spermatozoïdes, qui sont microscopiques, entrent dans l'utérus. Les plus forts montent dans les trompes à la recherche de l'ovule, la cellule sexuelle de la femme. S'il y a un ovule, un seul spermatozoïde peut pénétrer dans l'ovule. Si tel est le cas, ce sera le début d'un nouvel être humain. Chaque personne a commencé sa vie de cette façon,

Tableau 11
Rencontre des cellules masculines et féminines

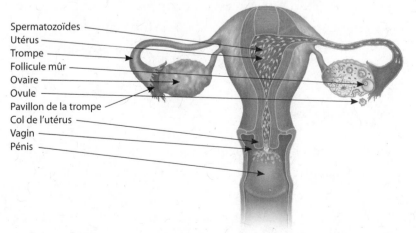

Spermatozoïdes
Utérus
Trompe
Follicule mûr
Ovaire
Ovule
Pavillon de la trompe
Col de l'utérus
Vagin
Pénis

et sa grosseur réelle est celle d'un petit point qui s'appelle « zygote ».

Le zygote se développe dans la trompe de Fallope tout en poursuivant son chemin vers l'utérus prêt à l'accueillir. L'utérus est un organe musculaire qui peut s'étirer et s'agrandir pour contenir un bébé. Le zygote devient embryon et y fait son nid. L'endomètre s'est en effet préparé à recevoir un embryon au cas où un ovule aurait été fécondé.

Il continue à se développer. Vers le troisième mois, le placenta, un organe très vascularisé en forme de disque, se crée et sert à nourrir le fœtus. Le fœtus reçoit la nourriture par le cordon ombilical qui, au centre de son ventre, le relie au placenta. C'est d'ailleurs le cordon ombilical qui formera le nombril après la naissance. Puisqu'il vit dans une enveloppe qui contient du liquide, le liquide amniotique, le fœtus ne respire pas par ses poumons. Il reçoit l'oxygène dont il a besoin par le cordon ombilical.

Le fœtus poursuit sa croissance durant sept autres mois. Pendant ce temps, il a besoin de se sentir accueilli et aimé. Au moment de la naissance, l'utérus provoque des contractions qui servent à pousser le bébé vers le bas afin de le sortir par le vagin. À ce moment, le col de l'utérus qui servait de « porte » se dilate pour permettre au bébé de naître.

La naissance d'un bébé est un moment extraordinaire. Une nouvelle personne est accueillie. Elle a besoin de beaucoup d'amour, de sécurité et d'un milieu paisible pour grandir et s'épanouir.

La contraception

Quand un homme et une femme choisissent d'avoir une relation intime et ne veulent pas avoir d'enfant, ils utilisent des méthodes qui empêchent l'union des cellules, la formation de l'ovule ou le développement de l'ovule fécondé. Les plus connues sont :

- le condom pour l'homme ; il s'agit d'un capuchon de caoutchouc appliqué sur le pénis en érection qui empêche les spermatozoïdes d'entrer dans le vagin de la femme – la technique d'application doit être bien connue et respectée ;
- le préservatif féminin ; il prend la forme d'une coupole en caoutchouc placée au fond du vagin qui empêche les spermatozoïdes de pénétrer dans l'utérus ;
- une pilule que peut prendre la femme pour empêcher l'ovule de bien se former.

Les personnes qui ont une relation intime avec pénétration et qui ne veulent pas d'enfant ont la responsabilité de se protéger et de consulter un médecin au besoin. Certes, l'intimité génitale suscite la curiosité et est attirante. La capacité de se responsabiliser à l'égard des conséquences et l'implication du langage amoureux justifient cependant d'attendre le meilleur moment pour avoir cette relation avec la personne réellement choisie.

Des conditions respectueuses

Cet acte d'intimité entre deux personnes n'est pas anodin, il engage au contraire tout l'être ; il exige du respect, une confiance mutuelle, du temps et un lieu favorable. Les deux se mettent nus, ils sont heureux d'être ensemble et de se manifester leur amour.

L'enfant qui naîtra de l'union de deux cellules sexuelles à la suite d'une intimité sexuelle entre un homme et une femme mérite d'être conçu dans l'amour.

Tout parent a le défi de redonner à la sexualité son sens, ses valeurs humaines, lesquelles valeurs sont reliées à l'amour authentique. Vous pouvez y arriver en mettant de l'avant les valeurs affectives selon les âges respectifs.

Tableau 12
Développement du zygote dans la trompe de Fallope

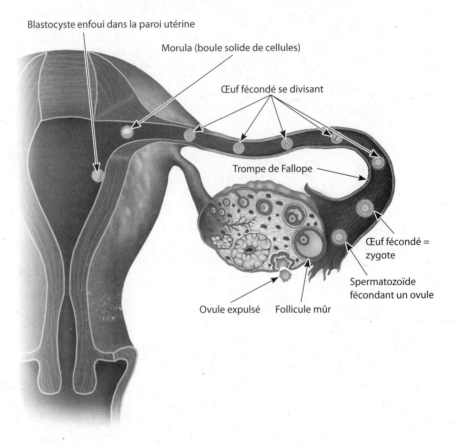

Blastocyste enfoui dans la paroi utérine

Morula (boule solide de cellules)

Œuf fécondé se divisant

Trompe de Fallope

Œuf fécondé = zygote

Spermatozoïde fécondant un ovule

Ovule expulsé   Follicule mûr

Tableau 13

Placenta qui sert à nourrir le fœtus

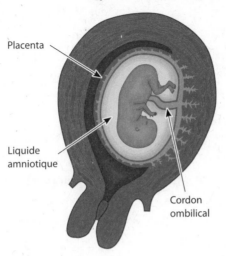

Placenta

Liquide
amniotique

Cordon
ombilical

Tableau 14

Développement du fœtus dans l'utérus

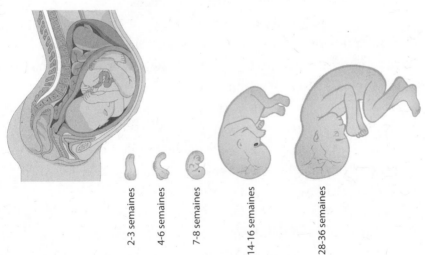

2-3 semaines

4-6 semaines

7-8 semaines

14-16 semaines

28-36 semaines

LE BESOIN

- Votre jeune a besoin de distinguer l'érotisme de la pornographie et de savoir reconnaître les effets néfastes de la pornographie qui est une école de déviance sexuelle.
- Votre jeune a besoin d'obtenir des réponses adéquates susceptibles de satisfaire sa curiosité saine et normale à l'égard de l'amour et de la sexualité.
- Votre jeune a besoin d'apprendre que la nudité se vit dans l'intimité, seul ou avec une autre personne. Cela exige la maturité nécessaire à un engagement qui permette de bien vivre ce degré d'intimité.
- Votre jeune doit savoir qu'un réflexe d'excitation ressenti dans son corps peut se produire dans différentes situations, parfois adéquates à l'amour et, parfois, dénuées d'amour. Les réactions d'excitation peuvent être fortes ; votre jeune doit pouvoir discerner si l'amour authentique est présent ou absent.
- Votre jeune a besoin d'apprendre à critiquer la promotion tous azimuts de la consommation sexuelle.
- Votre fille a besoin de savoir qu'elle a le droit de dire « non » à des avances ou à des demandes sexuelles. Elle doit se libérer du souci excessif de plaire et de la peur de perdre son copain. Souvent, après un « non » justifié, une meilleure relation s'installe.
- Votre jeune a besoin de développer une bonne estime de soi, d'aimer son corps et d'en prendre soin.
- Votre jeune a besoin de savoir que le fait de **banaliser des pratiques sexuelles précoces** ne signifie pas qu'elles sont normales et favorables à la santé.
- Votre jeune a besoin de savoir que l'érotisme incite à la beauté et que l'union de deux personnes réclame le respect nécessaire à l'amour. Ce respect constitue une reconnaissance de la valeur de l'érotisme.

« **L'érotisme, loin d'être une invitation à la consomma-tion, incite à l'émerveillement du corps et de ses sens.** »

L'INTERVENTION

1. Cherchez à savoir ce que votre enfant connaît de l'érotisme et de la pornographie. Vous pourrez alors, ensemble, faire ressortir les différences entre les deux.

2. Pour vous aider dans cette démarche, la lecture du livre *Buffet à volonté sur le web,* une enquête sur les ravages du XXX chez les enfants, de Martin Bisaillon et Isabelle Maher, vous sera d'une grande utilité.

   2.1. Après la lecture, entamez une discussion avec votre enfant sur les effets néfastes de la pornographie et énumérez les lieux où l'accès à la pornographie est facile.

   2.2. À l'aide de quelques photos – que vous pouvez tirer de revues ou simplement sur Internet – expliquez à votre enfant comment identifier les gestes, les regards, les postures qui envoient un message pornographique et les effets qu'ils engendrent. À noter qu'il est préférable de choisir les photos à l'avance et de se limiter à ce qui est présenté à la vue de tous, dans la rue, dans les publicités...

3. Au meilleur de votre connaissance, valorisez l'art érotique qui montre la nudité et la relation intime en conciliant le naturel et un sens esthétique.

4. Précisez les conditions et les circonstances au cours desquelles la nudité a sa place avec une autre personne lors des jeux amoureux et de la relation coïtale.

5. Rappelez à votre enfant que l'intimité sexuelle doit s'établir dans des conditions favorables (maturité, engagement et capacité d'être responsable).

7. Quand les parents se séparent

LA RÉALITÉ

Lorsque deux adultes décident de vivre en couple et d'avoir des enfants, c'est qu'ils sont amoureux. Ils se sont rencontrés dans un lieu propice à leur rapprochement, ils se sont connus peu à peu et voilà qu'ils ont cru qu'ils pouvaient former un couple stable et fonder une famille. Plusieurs situations ou circonstances – les unes favorables à la stabilité d'un couple et d'autres défavorables – entraînent que deux personnes s'unissent et fondent une famille.

Le temps de vie commune est marqué de moments agréables, d'épreuves, de rapprochements, d'éloignements, de désir de l'autre, d'indifférence, de questionnements sur son choix de partenaire, etc. Chaque membre de la famille est touché par ces variations. Les expériences vivifiantes suscitent le goût d'être ensemble, c'est la joie. Par contre, les moments sombres divisent et éveillent des peurs souvent cachées, y compris l'appréhension de l'effondrement du couple et de la famille.

Il peut toutefois arriver que l'aventure amoureuse entre les deux personnes s'effrite de façon imprévue, qu'elles ne s'aiment plus ou que l'une d'entre elles n'ait plus de sentiments ni de passion envers l'autre. Les raisons et les éléments déclenchants sont multiples. « Je ne sens plus rien, je n'ai plus le goût de continuer, j'ai déjà trop enduré en silence, mon cœur bat pour une autre personne», sont des énoncés fréquemment utilisés lors de ruptures.

Parfois, les deux personnes ne veulent plus vivre en amoureux ni même habiter la même maison. Elles peuvent choisir de se séparer, de mettre fin à leur engagement de couple, mais elles restent parents. Il est d'une importance capitale que les enfants ne se sentent ni coupables ni responsables de cette séparation. La décision de leurs parents ne leur appartient pas. En dépit de leurs différends, les deux adultes doivent s'assurer que leurs enfants reçoivent leur amour et sont sécurisés.

Dans ces circonstances, l'enfant, qu'il soit petit ou grand, se demande souvent s'il vient de l'amour, s'il n'est pas la cause de cette séparation, s'il peut faire quelque chose pour sauver le couple...

L'amour des parents pour leur enfant doit être inconditionnel. L'enfant n'a pas à intervenir pour régler les problèmes relationnels de ses parents. Il n'a pas à prendre parti pour l'un ou l'autre. Il demeure enfant, conserve ses droits et il doit exprimer clairement son besoin d'être respecté comme enfant. S'il échoue, il doit demander l'aide et le soutien d'un autre adulte responsable en qui il a confiance.

Les enfants peuvent manifester une préférence quant à leur lieu de résidence et ils doivent pouvoir communiquer avec leurs deux parents. La résidence d'un parent est celle de l'enfant, à moins qu'il n'y ait un jugement de cour qui empêche le parent d'être en contact avec son enfant.

L'enfant pourra affirmer que sa maison est celle où habite son père de même que celle où vit sa mère. Lors d'une séparation, l'enfant est privé de ses repères. Il n'habite plus la maison de son enfance, là où il a grandi. En plus de vivre la séparation de ses parents, il aura à vivre le renoncement à ses attachements de base. Le milieu de ses origines est généralement chargé d'empreintes affectives – ma maison, mon village, mon école… –, chaque rue, édifice et lien particulier suscitant des émotions et des souvenirs qui font partie de l'héritage. L'enfant est placé en face de deuils qu'il aura à traiter et à assumer.

La fin d'un couple, tout comme son origine, appartient à deux adultes responsables. Il est hautement souhaitable que les séparations se fassent dans l'harmonie et la sérénité pour protéger l'équilibre des jeunes qui auront à traverser cette épreuve.

Dans le cas où l'enfant serait témoin de critiques négatives ou dévalorisantes d'un parent par rapport à l'autre, il doit exiger le respect qu'il est en droit de recevoir de ses parents. Enfant des deux, il n'a pas à entendre de discours qui déprécient l'un ou l'autre des parents. L'adulte doit se rappeler qu'un enfant est très influençable et sensible. Prendre son enfant en *otage* pour le ranger de son bord est un acte grave qui brime le développement affectif-sexuel du jeune.

Faut-il être adulte responsable pour former un couple et fonder une famille? Faut-il être adulte responsable pour mettre fin à un projet de couple de façon convenable et harmonieuse? Ce n'est pas à l'enfant de prendre la responsabilité de l'union ou de la dissidence des parents. Il a besoin de recevoir de ses parents naturels ou adoptifs, de ses tuteurs, la sécurité et la garantie d'un amour l'accompagnant jusqu'à l'âge adulte.

LE BESOIN

• Votre jeune a besoin d'exprimer ce qu'il vit quand ses parents se disputent, s'éloignent l'un de l'autre ou se séparent.

• Votre jeune a besoin de laisser aux adultes ce qui appartient aux adultes et de ne pas prendre sur lui ce qui ne lui appartient pas.

• Votre jeune a besoin de comprendre qu'une passion amoureuse n'assure pas la stabilité d'un couple et qu'il faut constamment alimenter l'engagement à croître dans l'amour.

• Votre jeune a besoin de garder une bonne relation avec ses parents même si ceux-ci ne sont plus amoureux ni en couple.

« L'amour se soude au quotidien même si la passion amoureuse s'effrite généralement avec le temps. »

L'INTERVENTION

Dans le cadre le plus approprié – assis dans le salon en savourant des friandises que le jeune aime –, alors que l'ambiance est calme et paisible, ouvrir le dialogue sur le thème de la séparation des couples. Le ou les parents se doivent d'être à l'écoute, d'accueillir librement l'opinion de leur enfant et doivent être en mesure de le réconforter :

1. Quelles sont les raisons principales qui amènent un couple à se séparer ?

2. Quel est le rôle des enfants quand les parents se disputent ou se séparent ?

3. Les enfants sont-ils à l'aise de dire avec quel parent ils veulent résider sur une base régulière ou de manifester leur choix en ce qui concerne les visites chez leurs parents ?

4. Comment doit réagir l'enfant quand il est témoin de critiques négatives d'un parent envers l'autre ?

5. À quelles ressources extérieures l'enfant peut-il recourir s'il est atteint par le conflit de ses parents ?

N. B. Les réponses se trouvent dans le texte précédent.

Si les parents sont déjà séparés, le jeune pourra exprimer ses sentiments et partager son expérience.

Si les parents envisagent de se séparer, ils auront les informations nécessaires pour préparer le jeune et mieux l'accompagner.

Si les parents sont en couple stable, ils se doivent de bien informer le jeune qu'ils n'ont nullement l'intention de se séparer. Comme c'est un sujet d'actualité, le jeune aura probablement l'occasion de recevoir des confidences de ses amis concernés par la séparation de leurs parents. Mieux vaut être préparé à comprendre ce que l'autre vit.

8. Le pas vers l'état adulte

LA RÉALITÉ

Le passage à l'âge adulte n'est pas chose facile. C'est un défi qui fait appel à une force affective invitant constamment à laisser la dépendance, la vulnérabilité, pour atteindre un état nouveau : être responsable, libre et autonome.

Le schéma suivant invite à considérer comme un pont le passage progressif de l'enfance à l'être adulte.

Tableau 15

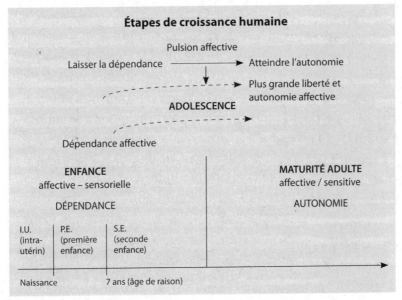

Étapes de croissance humaine

En plus de permettre d'avancer dans ses connaissances et d'atteindre une sécurité intérieure, ce passage est une occasion privilégiée de ressentir la profonde sensibilité de l'enfant et la gratification d'être adulte. C'est à travers les difficultés et les richesses que le guide accompagnant ce passage doit être accueillant, proche, ferme et rassurant. Les mesures de représailles ne fonctionnent plus ; le langage respectueux laisse souvent place à une insistance inopportune ou à un silence qui suscite l'attaque. La culture familiale se contamine par l'influence des pairs, de l'Internet et des magazines qui présentent la liberté à saveur imaginaire. L'enfant n'est plus... l'adulte n'est pas. Il y a cette personne en mutation qui se cherche, ne sachant plus ce qu'elle est. Elle est sûrement assoiffée de valeurs profondément humaines.

Réclamer le respect, la vérité, la liberté et la fidélité est le propre du jeune. Son intolérance face au questionnement pointu l'amène même à s'éloigner de ceux qu'il estime le plus.

Il est bon de se rappeler que l'enfant est dépendant de l'amour et de l'humeur de ses parents. Il craint d'être abandonné, laissé à lui-même. Il s'ajuste à son milieu pour acheter l'amour ou bien il s'empresse de rappeler qu'il est là et qu'il a des besoins.

L'adolescent en recherche d'autonomie réaffirme son identité aux plans sexuel et personnel. Il a l'exaltation de la jeunesse, l'appui de ses pairs et est habité par l'insécurité affective. Il a besoin d'amour et de reconnaissance, il a soif de liberté. Il exulte de joie tout comme il bondit de colère ou sombre dans la tristesse. Les parents doivent saisir son besoin et son message : « J'aspire aux enchantements et aux droits de l'état adulte et j'éprouve de l'insécurité dans ma situation. » L'expression « je ne sais plus qui je suis » est souvent utilisée par le jeune pour demander l'aide dont il a besoin.

L'état adulte est un privilège permettant la liberté et l'auto-nomie. Si l'autre ne me manifeste pas d'amour, c'est peut-être triste, mais il ne s'agit pas de prendre sur soi les sentiments de l'autre. L'adulte a la capacité de se valoriser lui-même.

Le passage à l'adolescence se prépare dès la petite enfance. Favoriser un passage satisfaisant d'une étape à l'autre permet de mieux vivre ce pas vers l'autonomie.

Ce pont n'a pas à être nécessairement long, mais il doit être bien vécu. Croire que les étapes de l'adolescence sont néces-sairement marquées de crises et de problèmes majeurs est un mythe. Si le jeune est bien préparé et bien accompagné, cette étape peut être une période de grandes découvertes et de réali-sations personnelles. Explorer ses goûts, développer ses talents et exprimer ses rêves donne au jeune une meilleure connais-sance de lui-même et le réconfort dont il a besoin pour donner une direction et un sens à sa vie.

L'adolescent est en recherche, il veut comprendre ses réac-tions et celles des adultes. Il aura à reconnaître les effets d'une enfance heureuse ou ceux d'une enfance bouleversée. S'il donne du pouvoir à un malaise passé, il s'engage sur un chemin de défaites. Il aura avantage à mieux connaître le fonctionne-ment du cerveau.

Tableau 16

Anatomie du cerveau

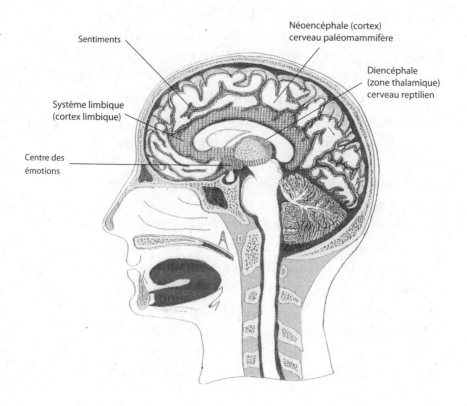

L'explication suivante peut être efficace :

Le cerveau humain agit comme une centrale très perfectionnée. Connaître son fonctionnement permet de mieux vivre et de mieux gérer le quotidien tout en demeurant conscient de sa condition humaine. Qu'il s'agisse d'une expérience de joie, de détresse ou de colère, le tout s'enregistre dans le centre des émotions et se transmet dans tout le corps. Une émotion agréable et conforme à l'amour et à l'harmonie réconforte, alimente et assure le bien-être physique, affectif et spirituel. Dans le cas d'une expérience désagréable ou non conforme à l'amour (ex. : un plaisir sexuel atypique), il s'ensuit un mal-être qui trouble l'humeur et contamine la personne. La pensée négative s'installe, l'état affectif se détériore et la chaîne conflictuelle s'enclenche. Cependant, un cheminement semblable peut aussi être mis en branle en vue du bien-être. Une pensée de compréhension, une attitude favorable à l'unité… permettent l'élaboration de molécules émotionnelles (protéines) qui empruntent le même chemin mais, cette fois, pour le bien-être.

La pratique du **traitement émotionnel** devient presque indispensable pour la réussite de notre passage sur terre, quel que soit l'âge. La sagesse humaine nous dicte une méthode à la fois simple et efficace. J'ai traité de la compréhension scientifique et de l'application du traitement émotionnel dans trois ouvrages précédemment publiés et dont il est fait mention au début du présent guide.

Pour une intervention permettant la récupération du bien-être émotionnel, trois éléments sont indispensables et peuvent être activés n'importe où et n'importe quand :

1. **L'intention** = vouloir récupérer son bien-être.
2. **La respiration thérapeutique** = expirer profondément le malaise en enfonçant l'abdomen. Tout en maintenant le vide d'air, visualiser un mot réconfortant ou une couleur vivifiante (bleu, vert, orange) qui, de soi, entraînera une inspiration et un gonflement naturel de l'abdomen. Un court moment permet de visualiser le contenu de l'inspiration qui se transmet à tout le corps.
3. **L'application de mouvements de bilatéralité alternés et rythmés**. La marche naturelle est un excellent exercice qui permet ce rythme et cette activité thérapeutique. Il y en a bien d'autres tels la course, la natation, la raquette, le ski de

fond, le mouvement de frapper sur une table avec une balle dans chaque main en alternant la gauche et la droite…

Regarder l'horizon ou observer ce qui est beau et agréable aide beaucoup. Retenons que l'être humain n'est pas dépourvu devant les épreuves et les difficultés. Il s'agit de bien guider son corps et son esprit (âme, vie, affect, intention, choix…).

Il faut savoir s'émerveiller devant les capacités infinies de l'être humain formé d'un potentiel physique, affectif, intellectuel et spirituel pour mieux vivre la réalité.

LE BESOIN

- Votre jeune a besoin de savoir que les étapes reliées à l'adolescence sont belles et qu'il a grand avantage à les vivre en harmonie tout en acquérant sa maturité affective.
- Votre jeune a besoin de savoir qu'une adolescence qui se prolonge joue contre lui et que ce passage de l'enfance à l'état adulte est un simple pont à traverser.
- Votre jeune a besoin d'apprendre que l'état adulte est le but à atteindre pour une plus grande réalisation personnelle.
- Votre jeune a besoin de s'exprimer sur ce que signifie pour lui l'étape qu'il vit et de déterminer quels sont ses objectifs pour atteindre l'état adulte.
- Votre jeune a besoin de constater les enchantements de l'état adulte qu'il porte déjà en lui dans ses rêves et ses aspirations.

« Devenir adulte est une aventure parsemée de découvertes et de gratifications. »

L'INTERVENTION

Écoutez une émission télévisée ou un film présentant des inter-actions entre des jeunes et des adultes :

- Évaluez la maturité de chaque groupe. Le jeune doit identi-fier les gestes et conduites d'immaturité qu'il observe autant chez les jeunes que chez les adultes.
- Identifiez les facteurs ou causes primaires expliquant l'im-maturité chez un adulte et les sautes d'humeur chez les jeunes.
- Pratiquez avec le jeune les exercices proposés dans ce cha-pitre pour traiter les malaises émotionnels et retrouver le bien-être souhaité.
- Favorisez des activités agréables pour le jeune tels le sport libre ou organisé, les randonnées en forêt, la musique, l'art... Les parents connaissent les attirances et les centres d'intérêt de l'enfant. Le jeune doit pouvoir créer, bouger et se décou-vrir dans son potentiel.

9. Les différences sexuelles

LA RÉALITÉ

Les différences physiques

Il existe différentes façons d'être homme et d'être femme. Certains hommes sont très musclés, gros et forts. D'autres sont plutôt minces et délicats. De la même manière, certaines femmes sont plus fortes, ont un corps robuste et un ton de voix plus grave. D'autres sont plus délicates et ont une expression très douce.

Ces différences sont intéressantes car chaque personne apporte au monde ce qu'elle est. La diversité et la complémentarité constituent une belle richesse humaine.

L'orientation sexuelle

Il y a aussi des orientations sexuelles différentes. L'hétérosexualité ou l'homosexualité se développent entre trois et six ans. L'enfant ressent de plus en plus fortement une attirance pour la personne du sexe complémentaire à ce qu'il est ou du même sexe. À six ans, il aura enregistré son orientation sexuelle. La majorité expérimente une attirance sexuelle complémentaire à ce qu'ils sont : le garçon envers la femme et la fille envers l'homme. Une minorité développe un intérêt sexuel envers la personne du même sexe : une fille attirée par une fille et un garçon attiré par un garçon. Ce n'est ni une tare ni une calamité, c'est une orientation.

Ces attirances sont uniquement en lien avec le masculin ou le féminin. Elles sont différentes de l'amitié qui ne tient pas compte du sexe : un homme peut être ami avec un homme ou une femme, sans attirance physique. Il en est de même pour une femme. L'amitié se forme entre deux personnes qui ont de la facilité à échanger et à se faire confiance.

L'orientation sexuelle incite à se lier à une personne compte tenu de l'attirance érotique. L'expression physique de l'autre provoque des sensations agréables ressenties sur les plans émotionnel et physique. Celles-ci favorisent les contacts d'intimité, les paroles ou les messages d'amour.

Une jeune fille ou un jeune garçon hétérosexuel sent généralement, dans la seconde enfance (de 7 à 13 ans), une attirance pour des personnes de son sexe. Cela ne signifie pas homosexualité. À cet âge, le jeune apprend à développer l'estime de soi. Il est normal de préférer ceux qui sont du même sexe : « Nous, les gars, nous sommes les meilleurs » ou « Nous, les filles, nous sommes supérieures » sont des expressions naturelles chez les jeunes qui ont besoin de s'affirmer dans leur valeur et leur identité sexuelle.

Chez les jeunes homosexuels, cette attirance a toujours été envers les personnes du même sexe. Ils n'ont jamais ressenti d'attirance pour les personnes de l'autre sexe.

Votre jeune connaît son orientation. Elle s'est cristallisée alors qu'il avait sept ans. Une remise en question de son orientation peut le perturber et le complexer inutilement. Qu'il soit hétérosexuel ou homosexuel, il doit apprendre à s'accueillir, s'aimer et respecter son intérêt érotique.

Votre rôle de parent et d'éducateur est fondamental. Permettre au jeune de se dire dans sa réalité : « je suis hétérosexuel », « je suis homosexuel » favorise la confiance dont il a besoin pour assurer une bonne estime de soi, fondamentale à l'épanouissement sexuel.

De plus en plus de jeunes et même d'adultes se croient et se disent bisexuels : « J'aime les deux, les gars et les filles. » Devant ces révélations, plusieurs parents sont désorientés. Assistons-nous à un dévoilement de ce qui existe depuis toujours ? Est-ce une nouvelle mode ? L'évolution sexuelle conduit-elle à une bisexualité ?

Il est important de se rappeler que l'être humain a une grande capacité d'apprentissage, surtout s'il s'accompagne d'une sensation de plaisir. Un hétérosexuel peut apprendre à avoir du plaisir avec une personne du même sexe. Dans ce cas, c'est un apprentissage qui ne correspond pas à ce qu'il est. Un jeune hétérosexuel, qui se croit homosexuel, sentira un malaise qui, malheureusement, peut le conduire à des activités d'intimité sexuelle inadéquates.

Le jeune homosexuel ne se croit jamais hétérosexuel. Il est certain de ce qu'il est. Sa crainte est plutôt celle d'être rejeté ou ridiculisé s'il dévoile son orientation. Mais la nouvelle génération apprend à respecter les différences. Quoi qu'il en soit, l'intimidation et la violence, sous toutes leurs formes, doivent être condamnées et bannies. Que ce soit dans la famille ou dans un établissement scolaire, l'intervention de l'adulte et des autres jeunes est nécessaire pour prévenir toute manifestation violente ou dénigrante et, le cas échéant, pour y mettre un terme.

Accueillir l'autre dans sa différence est signe de liberté intérieure.

LE BESOIN

- Votre enfant a besoin de s'assumer pleinement et de se valoriser dans son orientation sexuelle. Il doit apprendre à accueillir et à respecter les autres dans leur orientation sexuelle qui peut être différente de la sienne.

- Votre jeune a besoin de savoir que l'hétérosexuel peut ressentir à l'occasion un intérêt homosexuel ; avoir un fantasme ou un rêve à caractère homosexuel. Ce senti vient simplement d'une première phase vécue entre un an et demi et deux ans et demi, au cours de laquelle le bébé expérimente une attirance instinctive envers le parent du même sexe. Il en est de même lors de la seconde enfance, alors que l'enfant préfère naturellement les pairs, donc les enfants du même âge, du même sexe. Le jeune qui expérimente ces attractions n'est pas homosexuel. Il n'a pas à pratiquer l'homosexualité pour clarifier ce qu'il est.

- Votre jeune doit savoir qu'un véritable homosexuel n'a jamais ressenti d'attirance érotique envers une personne de l'autre sexe. Il ne se sent pas malheureux d'être homosexuel et doit être respecté comme tel. Une orientation homosexuelle, il faut le répéter, n'est ni un trouble ni une anomalie, c'est une caractéristique érotique.

- Votre jeune doit savoir que certains invitent les hétérosexuels à pratiquer aussi la relation homosexuelle sous prétexte de clarifier leur orientation. Si cette invitation est parvenue jusqu'à votre jeune, elle risque de le troubler et de semer inutilement la confusion dans son esprit. Un hétérosexuel peut ressentir une excitation et du plaisir lors d'une relation intime avec une personne de son sexe. Ces vibrations ne sont pas des indicateurs d'homosexualité, mais de simples réflexes quand une zone érogène, c'est-à-dire plus sensible,

est stimulée. Même des intérêts érotiques peuvent être spontanément réactivés. Le corps a ses zones de sensibilité qui
peuvent s'exciter et produire une sensation de plaisir.

• Votre jeune a besoin d'accueillir l'autre, différent de lui, sans
se sentir supérieur ni dévalorisé.

• Votre jeune a besoin de savoir que les paroles malveillantes,
offensantes ou sarcastiques sont des armes qui blessent profondément. Il doit apprendre à ne pas dire aux autres ce qu'il
ne voudrait pas qu'on lui dise.

« Le respect est signe de liberté et de maturité. »

L'INTERVENTION

1. Que faire quand mon enfant de 12 ans dit qu'il a un « chum » ou une « blonde » de son sexe ?

Si cela vous surprend, restez calme. Respirez à fond. Remer-
ciez-le de sa confidence. Si vous ne savez pas quoi dire sur le
moment, dites-lui que ce sera bon d'en parler un peu plus tard,
que vous êtes intéressé de savoir ce qu'il vit. Allez chercher de
l'information pour pouvoir en discuter de la meilleure façon.

Quand vous serez prêt, prenez le temps de vous asseoir
avec lui pour échanger l'information que vous avez recueillie
à ce sujet. Conservez toujours une attitude compréhensive et
constructive pendant votre conversation.

Il est essentiel de savoir s'il n'a pas été initié à une pratique
qui ne correspond pas à ce qu'il est.

Demandez-lui depuis quand – y a-t-il eu une occasion ou un
moment précis – il ressent cette attirance envers des personnes
de son sexe. Comment se sent-il ? A-t-il des craintes à ce sujet.

Assurez votre jeune de votre amour inconditionnel et dites-lui que, s'il est un authentique homosexuel, il doit être heureux de ce qu'il est.

2. Invitez votre jeune à énumérer des différences sexuelles et à les définir correctement.

Hétérosexuel : personne ayant une attirance érotique constante pour des personnes de sexe opposé.

Homosexuel : personne ayant une attirance érotique exclusive pour les personnes de son sexe.

Transsexuel : personne dont l'identité sexuelle et psychique est différente de celle de son corps. Ce sentiment est associé au désir d'ajuster son corps à ce que la personne est.

Transgenre : personne qui adopte l'apparence et le mode de vie de l'autre genre sans pour autant désirer changer de sexe.

Insistez pour que votre jeune puisse reconnaître et respecter les caractéristiques sexuelles de toute personne.

10. Des conduites sexuelles variées

LA RÉALITÉ

La masturbation ou autoérotisme

Des personnes de tout âge découvrent que des parties de leur corps sont plus sensibles aux caresses. Ce sont des zones dites « érogènes », c'est-à-dire qu'elles procurent un plaisir érotique lorsqu'elles sont stimulées.

Chez la fille, la sensibilité sexuelle est plus généralisée. Une fille qui se sent attirée par une autre personne sera ainsi touchée par des mots d'amour, un clin d'œil ou un rapprochement physique. Par contre, le garçon est doté d'une sensibilité visuelle spécifique à l'homme et ses zones érogènes sont particulièrement localisées dans la région du bassin. Pour les deux, les organes génitaux, les fesses, les cuisses, les seins et la bouche demeurent les régions les plus sensibles.

Stimuler soi-même son corps pour avoir du plaisir est une pratique intime qui porte le nom de « **masturbation de plaisir** ». Un éclaircissement est nécessaire pour assurer le bien-être et éviter que cette activité ne devienne un problème.

Un enfant ou un jeune apprend à découvrir son corps en le touchant et en le caressant. Ces explorations se font naturellement sur toutes les parties intimes du corps et particulièrement sur les organes génitaux. Une sensation de plaisir peut être ressentie ; c'est la découverte des zones érogènes du corps. Ces attouchements sur son corps se nomment « **masturbation d'exploration** ».

À cause de malaises affectifs, certaines personnes développent une dépendance à la masturbation. Elles se masturbent fréquemment et de façon compulsive. Ce comportement augmente le mal-être. Dans un tel cas, il est conseillé de consulter un intervenant compétent pour s'en libérer.

Quand une personne se masturbe parce qu'elle ressent du malaise, elle manifeste un manque de respect pour son corps. Le corps n'est pas fait pour recevoir la décharge des malaises affectifs ressentis. Le corps est sensible aux caresses, mais il est aussi très sensible aux malaises affectifs et psychiques. Des émotions comme l'anxiété, la peine, la colère doivent être traitées, libérées et soulagées avant de pratiquer l'autoérotisme. Le corps a besoin d'être touché par amour et non en raison d'un mal-être. Si une personne pratique la masturbation lorsqu'elle se sent mal à l'intérieur d'elle-même, elle entre en conflit avec son corps, même s'il y a un réflexe de plaisir. Dans ce cas, la masturbation devient vite compulsive, le corps sert de cible de décharge et perd de sa valeur. Cette pratique porte le nom de « **masturbation conflictuelle** » ou de « **génitalisation d'un malaise** ». Le corps, en tant que partie constitutive de la personnalité, doit être touché avec respect, délicatesse et avec des sentiments d'amour.

L'autoérotisme n'est pas une obligation, les organes génitaux peuvent bien fonctionner sans être stimulés. Il arrive que l'autoérotisme permette la découverte de son corps ou du plaisir. Il se fait alors dans l'intimité avec douceur et respect.

La relation sexuelle avec une autre personne ou alloérotisme

Lorsqu'une personne a une relation intime avec une autre personne, on parle de relation « alloérotique » (du grec *allos*, « autre »). Le terme est toutefois didactique et peu utilisé dans le langage courant. Il est bon de se rappeler que l'intimité sexuelle est un contact qui exige des conditions favorables et une maturité suffisante. Ces relations impliquent la capacité de se donner à l'autre et de le recevoir dans un climat propice à l'intimité physique qui est en soi très engageante.

Dans un contexte d'amour, d'engagement, de consentement éclairé, ces ébats amoureux sont la manifestation sensorielle la plus intime entre deux personnes.

L'attirance entre deux personnes peut être ressentie à différents âges. Elle constitue une réaction physiologique qui peut être déclenchée soit par la production chimique d'éléments qui s'attirent, soit par des attitudes charmeuses ou aimables, ou bien par un malaise affectif qui peut se manifester par un besoin de proximité physique équivoque.

Ce n'est pas parce qu'une personne a envie d'une étreinte avec une autre personne ou parce qu'elle souhaite établir une intimité avec cette personne qu'elle doit le faire. L'envie peut être intense et excitante, mais aussi trompeuse. Il est fondamental, pour atteindre le bonheur, de discerner les conditions essentielles pour vivre de l'intimité avec une autre personne. Le corps n'est pas une friandise pour qui est en mal de gâterie. L'intimité sexuelle entre deux personnes, ce qu'on appelle communément « faire l'amour », suppose la maturité correspondante à l'âge adulte et la capacité de se rendre responsable de ses actes.

Laisser des adolescents «coucher ensemble» et s'adonner à une sexualité d'adulte les prive de vivre le charme et les délices d'une sexualité propre à leur âge.

Parler ensemble, se promener, se prendre par la main, découvrir et partager ses intérêts et ses sentiments sont des conduites appropriées au développement des adolescents de 14 à 17 ans. Le jeune apprend peu à peu à découvrir sa sensibilité et ses intérêts en étant en relation avec une personne qui l'attire. Fréquenter une personne qui lui plaît favorise un apprentissage progressif à la vie de couple. Ce processus respecte les étapes qui mènent au degré d'intimité qu'un couple apprend à découvrir.

Pour les plus jeunes de 10 à 13 ans, ces rencontres avec une personne attirante se limitent à des expériences formatrices. Pratiquer des activités sportives, musicales ou artistiques, étudier ou amasser des collections, faire des recherches sur Internet sur un thème d'intérêt commun, par exemple, demeurent des occasions de rencontres favorables à leur développement et qui correspondent à leur âge.

Le garçon, tout comme la fille, apprend à découvrir l'autre dans ses aspects positifs et, aussi, dans ses limites. Ils se donnent l'un et l'autre l'occasion de vivre des rencontres agréables sans se livrer à des gestes d'intimité physique qu'ils ne sauraient gérer adéquatement. Ils apprennent à verbaliser et à canaliser leurs émotions souvent fortes, qu'il s'agisse de colère, de joie ou de peine. Ce n'est pas le temps de surcharger leur centre émotionnel avec des vibrations qui leur feraient perdre l'enchantement spécifique à leur âge. L'enfant de cet âge a besoin de vivre des amitiés qui lui permettent de se sentir valorisé, apprécié et reconnu.

Dans la société actuelle, les jeunes sont informés sur une variété de pratiques sexuelles plus ou moins adaptées et favorables à une sexualité humaine épanouissante.

La nouveauté et les sensations fortes ne sont pas garantes d'une sexualité satisfaisante.

LE BESOIN

- Votre jeune a besoin de savoir que même si un attouchement ou une stimulation produit un réflexe de plaisir, il n'est pas nécessairement bénéfique. C'est le respect et l'amour qui donnent à un geste sa valeur et son effet salutaire.
- Votre jeune doit apprendre à valoriser son corps et à traiter ses malaises pour assurer son bien-être.
- Votre jeune doit apprendre à employer les bons termes pour désigner des conduites sexuelles :

  – **Autoérotique** : avec soi-même
  – **Alloérotique** : avec une autre personne

- Votre jeune doit distinguer les différentes catégories de masturbation :
  – Masturbation d'**exploration**
  – Masturbation **conflictuelle** ou **génitalisation d'un malaise**
  – Masturbation de **plaisir**
- Votre jeune a besoin d'adopter un regard critique sur des propositions de pratiques sexuelles plus ou moins favorables à l'épanouissement sexuel humain.
- Votre jeune a besoin de savoir que des gestes d'intimité avec une autre personne impliquant la nudité et la stimulation de zones érogènes (les fesses, les seins, les cuisses, la bouche et les organes génitaux) supposent une maturité propre à l'adulte qui permet d'assumer ces expériences et d'être responsable de leurs conséquences.

- Votre jeune a besoin d'apprendre à considérer la relation sexuelle comme un acte à la fois grand et merveilleux qui réclame la liberté et la capacité de s'engager. Cela suppose d'avoir atteint l'état adulte.
- Votre jeune a besoin de connaître les implications d'une intimité sexuelle et de savoir qu'il ne s'agit pas d'un jeu d'enfant, ni d'adolescent, mais bien d'une relation qui engage tout l'être.
- Votre jeune a besoin de réfléchir sur **le sens du plaisir** qui est d'autant plus profond s'il est vécu dans le respect, la vérité, la liberté et la fidélité.
- Votre jeune a besoin de distinguer l'amitié de l'amourache- ment et de reconnaître l'avantage de promouvoir l'amitié au lieu de se laisser envahir par les émois amoureux. La camaraderie est profitable à cet âge. Elle permet d'apprendre à ne pas se laisser manipuler ni exploiter. Il est plus facile d'être libre dans la camaraderie que dans une situation d'amourachement.

« L'intimité érotique est un art qui suppose d'être artiste de l'amour et de posséder la faculté de s'émerveiller. »

L'INTERVENTION

1. Apprenez à votre jeune à distinguer, évaluer et critiquer les différentes pratiques sexuelles. Mettez-les par écrit afin de vous en servir pendant toute l'intervention.

2. Nommez les différentes pratiques sexuelles et tentez avec votre jeune de cibler les diverses motivations qui pousseraient une personne à s'y adonner. Évaluez les résultats que peuvent obtenir les personnes qui les pratiquent, et ce, qu'ils soient favorables ou défavorables à la santé sexuelle.

3. Déterminez les conditions favorables à une conduite sexuelle intime. Vérifiez si le jeune reconnaît les éléments essentiels :

- **Autoérotisme :** bien-être affectif, respect du corps, absence de compulsivité, etc.
- **Alloérotisme :** maturité adulte, responsabilité, engagement, liberté, amour, etc.

4. Que faire quand je découvre que mon enfant s'adonne à une intimité sexuelle qui n'est pas de son âge (baiser amoureux, caresse des zones érogènes, etc.) ?

- Expliquez à votre enfant qu'il existe une distinction à établir entre *plaisir* et *amour*. Il peut y avoir de *l'amour avec plaisir,* du *plaisir sans amour* et de *l'amour sans plaisir.*
- Aidez votre enfant à vivre sans trop de tumulte ces attirances qui engendrent des réflexes dans son corps et sur le plan des émotions. Le dialogue doit être simple, naturel et clair.
- Dites à votre enfant que vous comprenez ce qu'il vit, que vous avez aussi ressenti ces désirs et ces attirances et que vous avez alors apprécié recevoir des conseils judicieux.
- Informez votre enfant que ces pratiques stimulent davantage le corps et qu'il est à son avantage d'apprendre d'abord à

calmer ces vibrations physiques et émotionnelles. La respiration profonde aide à retrouver son calme.
– Il est essentiel que vous montriez à votre enfant les charmes et les plaisirs spécifiques à son âge. Votre enfant doit profiter de chaque étape de son développement.

11. Les ennemis de la sexualité épanouie

LA RÉALITÉ

La violence et l'intimidation

Les invitations et les rapprochements même initiés avec gentillesse peuvent impliquer une violence cachée. Savoir démêler le vrai du faux – du mensonger, du trompeur – n'est pas toujours chose facile. Le jeune est assoiffé de contacts chaleureux et agréables, de paroles rassurantes, de compliments, et il garde une naïveté spécifique à l'étape de croissance à laquelle il se trouve. La recherche de l'amitié et l'envie de participer à des partys, par exemple, sont des manifestations de son besoin d'être reconnu et valorisé. Il peut facilement faire confiance à d'autres jeunes de son âge qui se disent des « amis » et se retrouver dans des situations d'abus qui désorganisent son cheminement. Dans un groupe, on trouve des personnes qui sont réellement dignes de confiance et d'autres qui ne le sont pas.

Ainsi, il arrive que des individus dominateurs prennent le contrôle et veuillent faire la loi. L'intimidation, la dépréciation, la mise à l'écart, les remarques malveillantes ou la violence physique qui peut se traduire par des gestes brusques, des bousculades, des pincements, doivent être dénoncées. Quand des comportements suscitent chez le jeune de la peur, de l'inquiétude, de la honte, un sentiment de dévalorisation, il est primordial d'écouter, de reconnaître ces signes de détresse et d'intervenir.

Votre jeune doit être prévenu du risque que de tels écarts surviennent, plus particulièrement à l'occasion de fêtes ou de rassemblements. Il doit pouvoir compter sur l'appui d'un adulte en tout temps. Il n'a pas à rester dans des lieux ou à poursuivre des fréquentations qui le rendent inquiet, confus. Le retour au foyer doit être facilité et demeure la meilleure route à prendre. En tant que parent, vous devez savoir accueillir votre enfant qui revient déçu de soirées manquées ou dérangeantes. Les reproches ne sont pas les bienvenus. La valorisation est de mise. Si votre enfant a choisi de quitter un lieu pas rassurant pour lui, il mérite assurément des éloges.

Les drogues et l'alcool

Vous feriez bien également d'échanger avec votre jeune concernant les substances qui peuvent facilement être introduites dans une boisson. Ces drogues enlèvent la capacité d'agir librement. Elles provoquent de la somnolence, des périodes d'inconscience, des problèmes de motricité et même la perte de maîtrise. Le petit comprimé blanc, plus petit qu'une aspirine (le Rohypnol) et le GHB (*juice, easy lay*) sous forme liquide, incolore et inodore peuvent conduire à des expériences sexuelles troublantes. Votre enfant doit être invité à faire preuve de prudence et à surveiller de près ses consommations (jus, eau, boissons gazeuses).

Il en est de même pour l'alcool, la drogue ou le tabac. Chez l'adulte, ces consommations ont un effet dommageable, mais incomparable à l'impact néfaste qu'elles peuvent avoir sur un cerveau en développement. Si votre enfant connaissait ces ravages, il vous demanderait de le protéger de ces substances si faciles d'accès et souvent attirantes. En toute connaissance de cause, vous ne permettriez même pas à votre enfant d'explorer ce qui risque de compromettre sa santé et son épanouissement.

Le sadomasochisme

Une pratique qui influence négativement l'apprentissage d'une sexualité axée sur l'amour est la pratique sado-maso qui est de plus en plus proposée à la jeunesse. Sous prétexte d'offrir une option de nouveauté et d'exploration, cette pratique consiste à atteindre le plaisir par la douleur. Pour atteindre cette euphorie, deux circuits dans le cerveau (la récompense et l'interdit), naturellement séparés, s'allument en même temps. Cela ne fait que perturber le fonctionnement normal du cerveau. C'est une pratique déshumanisante qui conduit à dissocier l'amour du plaisir sexuel.

Les infections transmises sexuellement

Il existe des maladies, des infections transmises sexuellement (ITS), qui peuvent être contractées lors de rapports intimes. Le fait d'avoir plusieurs partenaires sexuels peut favoriser la transmission de ces maladies. C'est donc important d'éviter d'avoir plusieurs partenaires sexuels.

Normalement, un adulte choisit une autre personne qui devient son ou sa partenaire. Ils se promettent d'être fidèles l'un à l'autre et peuvent vivre heureux et en sécurité dans leurs rencontres amoureuses.

Par ailleurs, il est nécessaire de se protéger contre ces ITS. Lorsqu'une personne a eu des rapports intimes avec une autre, la meilleure façon de se protéger et de protéger les autres consiste à demander une analyse de son sang et un examen de ses organes génitaux avant de commencer une nouvelle relation.

Les individus qui ont des rapports sexuels avec plusieurs personnes prennent de grands risques de contracter des infections dont plusieurs doivent être traitées avec des médicaments spéciaux. Ces personnes n'ont pas la chance de vivre la joie d'être fidèles et de garder leur corps et leur affect en santé.

Il existe plusieurs maladies causées par des virus ou des bactéries. Les plus connues sont :

Le sida : maladie transmise par le sang et le sperme. C'est un virus qui tue les cellules du système immunitaire, c'està-dire des cellules qui protègent contre d'autres maladies (rhume, grippe, infections).

La syphilis, la gonorrhée, la chlamydia : bactéries responsables de multiples infections.

L'hépatite B : virus qui engendre un ensemble de malaises et de troubles.

Le papillome humain et l'herpès génital : virus qui produisent des lésions et de la douleur.

Il ne s'agit pas d'inculquer la peur de la maladie, mais plutôt d'assurer une éducation sexuelle qui fasse la promotion des bons choix – favorables à la santé physique et affective – dans l'expression de la sexualité.

Les grossesses non désirées et l'avortement provoqué

L'avortement spontané, aussi appelé « fausse couche », est la perte d'un fœtus qui ne parvient pas à poursuivre son développement ; il meurt et il sort de l'utérus par le vagin avec un peu de sang. C'est en fait un tout petit être qui meurt avant de se développer complètement et de naître.

L'**avortement provoqué**, aussi appelé « interruption volontaire de grossesse » (IVG), est le fait de provoquer l'expulsion du fœtus en développement. Cette intervention se fait généralement avec l'aide d'un médecin, à l'hôpital ou dans une clinique spécialisée. Diverses considérations peuvent excuser ou justifier cette décision qui demeure cependant très difficile à prendre et peut plonger la jeune mère dans un état d'anxiété et de solitude.

Solution

Plusieurs de ces situations pourraient être évitées par une bonne éducation sexuelle. Une sexualité d'adulte doit se vivre à l'âge adulte et avec responsabilité. L'ignorance de la répression sexuelle et la promotion du « full sexe », telle qu'elle est répandue de nos jours, ont fait des dégâts dans la perception de ce qu'est réellement la sexualité.

Au temps de la répression sexuelle, les gens étaient maintenus dans l'ignorance. Nombre d'hommes et de femmes ignoraient presque tout de la conception d'un enfant ou de la contraception. Aujourd'hui, même les enfants le savent. Pourtant, malgré les nombreuses publicités sur les méthodes contraceptives, le taux d'avortement demeure très élevé. L'éducation à une sexualité responsable est donc primordiale pour reconnaître sa propre valeur et celle de la vie humaine.

Il est grand temps de donner la chance à nos jeunes de vivre une sexualité épanouie, responsable et respectueuse de leur âge.

LE BESOIN

- Votre jeune a besoin d'apprendre à être vigilant lors de *partys*, si anodins puissent-ils paraître.
- Votre jeune doit savoir qu'il doit se retirer d'un milieu où la violence verbale ou physique se manifeste.
- Votre jeune doit savoir que la consommation d'alcool ou de drogues est très néfaste pour un cerveau en développement comme le sien.
- Votre jeune doit connaître la provenance des boissons qui lui sont servies et garder son verre à la vue.
- Votre jeune a besoin d'apprendre à être critique devant les propositions sexuelles qui peuvent lui être faites.
- Votre jeune a besoin de pouvoir compter sur vous pour évaluer ses choix et clarifier ses malaises.
- Votre jeune doit pouvoir communiquer avec vous en tout temps, particulièrement quand il participe à des activités sociales.

« Guider vers la santé sexuelle est le meilleur héritage à offrir à ses descendants. »

L'INTERVENTION

1. Aidez votre enfant à reconnaître les milieux peu favorables pour des rencontres entre amis et avec d'autres jeunes. Prenez le temps de faire une liste d'endroits et de circonstances qui pourraient susciter de l'inquiétude. Il serait bien, entre autres, de lui souligner que les fêtes dans des sous-sols de maison sans la présence d'un adulte peuvent être propices aux dérapages.

2. Après avoir échangé sur le thème d'une sexualité responsable, explorez ensemble les différentes conséquences d'une sexualité irresponsable et précoce. Il vous restera à déterminer les moyens pour prévenir les situations malheureuses.

3. Faites une liste des conditions favorables à une sexualité satisfaisante. Placez-la dans un endroit où il sera facile de la consulter.

4. Demandez à votre enfant d'énumérer les problèmes sexuels dont il entend parler. Échangez avec lui sur les causes possibles de ces désordres et des moyens pour y remédier.

12. Un vocabulaire problématique

LA RÉALITÉ

Saviez-vous que pour nommer les organes génitaux de l'homme et leurs fonctions, il existe plus de 90 mots familiers, populaires ou vulgaires? En ce qui concerne la femme, nous en avons recensé plus de 85. Pour nommer la relation coïtale, c'est-à-dire la pénétration, il en existe au-delà de 30.

Bien sûr, dans cet abondant vocabulaire, certains mots sont imagés, colorés ou enfantins. Il reste que, le plus souvent, un langage grossier ou à double sens ridiculise le corps et empêche de développer des sentiments d'amour-propre. Une bonne éducation sexuelle implique l'emploi du mot juste pour désigner les différentes parties et fonctions du corps. Chaque mot a une sonorité agréable et désigne clairement la partie ou la fonction du corps qui lui correspond. Pour bien comprendre, il faut bien nommer.

Comme plusieurs mots ont été déformés et d'autres complètement réinventés, nous avons cru bon de proposer un inventaire des mots utilisés pour nommer une zone ou une activité reliée à la sexualité. Cet inventaire peut vous aider à repérer le langage inadéquat ou inconvenant utilisé par les jeunes. Vous êtes invités, comme tout éducateur, à intervenir afin d'aider votre jeune à développer un vocabulaire approprié et respectueux. Un vocabulaire inapproprié peut occasionner de la gêne ou du dégoût. C'est pourquoi, en apprenant aux enfants à utiliser les mots justes, on les garde sur le chemin de la santé sexuelle.

La pornographie regorge de mots vulgaires, et de plus en plus de jeunes les utilisent sur les réseaux sociaux (Facebook, Skype...). Il y a de quoi rougir. Vous pouvez veiller à ce qu'une telle situation ne se dégrade pas en décodant ce que votre enfant tente d'exprimer. Les mots vulgaires sont de la violence verbale et ils minent l'estime de soi. Or, souvenez-vous que votre enfant mérite ce qu'il y a de mieux.

PÉNIS
aiguillon
arrosoir
baïonnette
bâton
bazar
bijou
biroute
bistouquette
bitte ou bite
braquemart
carotte
chauve (pénis découvert)
chichi
chilbre ou chipolata
cigare
dard
endive
engin
entaillé (gros pénis)
être emmanché (gros
    pénis)
gourdin
guignol
trompe
machin
manche
moineau
monté, membré ou
    matraque (pénis de
    grande taille)
nœud

oiseau
outil
paf
pine
piquet
poireau
polichinelle
popol
quéquette ou quiquette
queue
robinet
rossignol
saint-agathon
saint-benoît
saint-esprit de la culotte
saint-laz
sifflet
triquet
trompe
vite
zézette
zgeg
zguègue
zigounette
zigouigoui
zizi
zob

TESTICULES
billes
boules
burettes

castagnettes
chnolles
claouis
couilles
grelots
joyeuses
olives
roubignoles
roupettes ou roustons
service ou paquet
    (testicules et pénis)
valseuses

SPERME
élixir
écume
liqueur
jute
rosée

ÉRECTION
bander son arc
bander
dresser
gaule (avoir la)
gourdin
lever
mandrin
montée
trique (avoir la)
soldat au garde-à-vous

PRÉPUCE

col roulé
capuchon

ÉJACULATION
ou ÉJACULER

carte
décharger
offrande (précoce)
pollution
purée
sauce
se vider

SEINS DE LA FEMME

appâts
balcon (gros seins)
boîte à lait
collines
craque de serveuse (gros
    seins mis en évidence)
flotteurs
gants ou blagues dégonflés
    (petits seins ou seins
    tombants)
loloches ou lolos
nénés
nichons
œufs
passer la cravate (pénis
    entre les seins)
pigeonnant (seins hauts)
pommier
roberts (les)
tétons

PUBIS FÉMININ

barbu
bonnet à poil
buisson
cresson
forêt
foulounette
gazon
motte
petit frisé
toison
touffe

CLITORIS

amande
berlingot
bonbon
bouton
clicli, cliquette
clochette
fève
praline

VAGIN

bouche gars dents
cheminée
four
fourreau
pièce
trou

OVAIRES

échalotes

HYMEN

bouton de rose
bouton de fleur

VULVE

abricot
balafre
bonbon
bouledogue
chagatte
chatte
choune
con
coquillage
cramouille ou craquette
crevasse
fente
figue
foufounette
fraise
huître
millefeuille
minet, minette ou minou
moule
pétales (petites lèvres)
tirelire
zoute

MENSTRUATION

affaire
anglais
brouillamini ou brouilleries
cardinal
catimini
drapeau rouge
écraser la tomate
époque
être dans le rouge
indisposée
lune (avoir ses lunes)
mois (avoir ses mois)
ours (avoir ses ours)
période
ragnagnas
relâche
rue (avoir la rue barrée)
sonner

MASTURBATION
ou MASTURBER

aiguiser (homme)
astiquer (homme)
boire
branler ou branlette
cerner
gratter
mandoliner
palucher
pignole
poignet
polir
se taponner
se toucher
secouer
suffire

ORGASME

s'envoyer en l'air
faire la culbute
frisson
nirvana
septième ciel
venir

COÏTER

amener
baguer (homme)
baiser

balayer (coïter et se
   retirer pour éviter la
   fécondation)
besogner (homme)
bouillaver
bourrer ou bourriquer
cattleya
chevaucher
cochonner
coucher avec
cramper
culbuter
culeter
défoncer (coïter
   violemment)
enfiler
faire la chandelle
foutre
fourrer
frotter
labourer
limer
mettre
ramoner
remuer
sauter
tirer
tirer un coup (homme)
tremper son biscuit
   (homme)
troncher

RELATION BUCCO-GÉNITALE

Fellation
*Stimuler le pénis
   avec la bouche*
sucer
brouter
faire une pipe
fumer
gamahucher
gâterie
tailler ou plume
   (tailler une plume)
turlutte
souffler ou poireau
   (souffler dans le poireau)
pompier

Cunnilingus
*Stimuler la vulve avec
   la bouche*
gamahucher
sucer
brouter
descendre
gâterie

Anilinctus
*Stimuler l'anus
   avec la bouche*
feuille
pot

SODOMIE
Pénétration anale
botter
empaffer
empapaouter
enculer
endoffer
pastille
raie

FESSES
arrière-train
baba
baigneur
croupe ou croupion
cul
derche
derrière
face
fondement
foufoune
joufflu
meules ou miches
pétard
postérieur
revers
valseur

BAISER
béjaune (bec niais)
butiner
mamours
patin
pelle
frencher

CARESSER
peloter
taponner

TROMPER
balayette (personne
   trompée)
cocufier
duper
galipette

SÉDUIRE
aguicher
avancer
beguiner
choper
courir
draguer
faire de l'œil
fleureter
flirter
gringue
roucouler

FEMME EXCITÉE
agace
chatte en chaleur
cochonne
salope

FEMME SÉDUISANTE
aguicheuse
allumeuse
chaudasse
cuisse légère
grivoise
pitoune
poupoune

S'EXCITER
allumer
chaud
avoir le feu
mouiller

HOMOSEXUEL
bagouse
bique
chochotte
cuté
fif
fiotte
gougnotte ou gouine
gousse
jaquette
lope ou lopette
phoque
tarlouse
tante ou tantouse
tapette
tbm
travelo

MALADIES OU INFECTIONS VÉNÉRIENNES : MTS ou ITS
assaisonné (syphilis)
chaude-pisse (blennorragie)
chtouille (blennorragie ou syphilis)
enrhumé (blennorragie)
faisandé (syphilis)
mal (syphilis)
pissé (blennorragie)
plombé (syphilis)
rhume (blennorragie)

Saviez-vous que toutes sortes de machines, portant toutes sortes de noms, sont inventées pour exciter les zones érogènes ? Ces noms de machines sont facilement accessibles et ces appareils – de plus en plus populaires – peuvent piquer la curiosité de votre enfant.

Voici quelques noms donnés à ces centaines de robots copulateurs :

Annihilator
Autozipper
Black magic
Bunny Fucker
Cathedral
Chopper
Crane

Crystal Palace
Double crane
Double je t'aime
Dominate her
Dragon
Drilldo
Fucksall

Fuckzilla
Goatmilker
Hatchet
Hammer
Intruder
Intruder mk II

Ces machines actives (*fucking machines*) dégradent la sexualité humaine.

LE BESOIN

- Votre jeune a besoin de savoir qu'un langage vulgaire fait dévier le sens de la sexualité, pulsion de vie et d'amour.
- Votre jeune doit savoir que les mots ne sont pas toujours «innocents», ils ont parfois un pouvoir destructeur insidieux.
- Votre jeune doit développer l'habitude d'employer le mot juste et approprié quand il parle de sexualité.
- Votre jeune a besoin de se sentir en sécurité quand il parle de sexualité. À cette fin, il a un grand besoin d'être appuyé par ses parents et ses éducateurs.

«Les mots ont le pouvoir de détruire ou d'harmoniser.»

L'INTERVENTION

1. Sans présenter la liste des mots vulgaires, demandez à votre jeune de nommer différentes parties et fonctions du corps et assurez-vous qu'il a le mot juste et qu'il sait l'employer avec respect.

2. En identifiant les mots vulgaires ou inappropriés qu'il entend le plus fréquemment, amenez votre enfant à réaliser l'effet qu'ils ont sur la dévalorisation de son corps et de sa personne.

3. Demandez à votre jeune de vous informer au sujet des nouveaux mots appris et évaluez ensemble l'effet de ces mots.

4. À l'aide d'un petit guide, comme *Le guide du zizi sexuel*[1] qui se veut ludique et pédagogique, demandez à votre jeune de relever les mots et les images qui dénigrent la sexualité.

5. Aidez votre enfant à s'impliquer pour que le vocabulaire utilisé corresponde à une vision saine de la sexualité. Appuyez-le dans ses critiques constructives et n'hésitez pas à intervenir auprès d'adultes qui adoptent un langage inconvenant ou offensant qui peut influencer votre enfant.

---

1. *Le guide du zizi sexuel, destiné aux préadolescents,* écrit par Hélène Bruller et dessiné par ZEP, paru en 2001 aux éditions Glénat.

13. L'art d'être parent

LA RÉALITÉ

Le jeune s'attend à rencontrer des adultes cohérents et forts. Il doit se rappeler que les parents qu'il a sont les jeunes d'hier. La lutte des générations est le fruit de changements sociaux et non d'une personne en mutation.

Les parents d'aujourd'hui tout comme ceux d'hier souhaitent le meilleur pour leur enfant : vivre le passage de l'enfance vers l'état adulte en fidélité à ce qu'ils sont. Explorer ses richesses et permettre qu'elles se manifestent apporte au monde l'être nouveau qui stimule l'évolution.

Être parent et éducateur suppose de multiples connaissances et compétences en ce qui a trait aux caractéristiques de l'être humain, notamment aux plans physique, affectif, cognitif et spirituel.

Le cerveau de votre jeune est en développement. L'enfant a besoin d'être bien nourri, d'avoir de bonnes nuits de sommeil et d'éviter toute consommation néfaste (alcool, drogue, tabac) qui interfère négativement avec le développement du cerveau.

L'éducation à une alimentation saine est fondamentale. Laisser son enfant dévorer ce qui lui tombe sous la main ou ce dont il raffole a pour effet de priver son corps de la nourriture saine dont il a besoin. L'accumulation de substances néfastes au fonctionnement cellulaire (sucreries, gras trans, farine raffinée) qui surchargent le système digestif ont un effet néfaste sur la santé physique et psychique de votre enfant. Le dicton *Il est jeune et tout est vite éliminé* est un mythe.

La bonne alimentation, l'exercice, le plein air, les jeux éducatifs, les sports d'équipe, le travail, l'initiation à l'art… sont des éléments de base requis pour le développement d'une personne en santé.

Les rencontres avec les amis, le clavardage de différentes façons, l'Internet, la télévision… ne doivent aucunement envahir le temps libre de votre enfant. À la recherche de ce qu'il est, votre jeune a davantage besoin d'actualiser son potentiel, d'explorer ses talents et de se valoriser par des réussites significatives.

Laisser le jeune voguer selon ses goûts et ses caprices (« ça me tente ou ça ne me tente pas ») n'est pas avantageux pour son développement. Parfois, le parent achète la paix, mais cela a pour effet d'altérer la santé ou même de retarder significativement le processus de maturation de son jeune.

C'est toujours pénible d'entendre son enfant riposter, parfois durement. Son mécontentement lui appartient et votre devoir de parents est de lui offrir le meilleur, à savoir ce dont il a véritablement besoin. Cette étape de développement passe inévitablement par le désappointement, les remises en question, le refus d'obéir… Le parent doit rester calme et sécurisant tout en maintenant ses demandes qui relèvent de sa responsabilité parentale.

Un jeune doit s'éduquer et se cultiver. Il aura à faire des efforts et à travailler pour atteindre ses objectifs dont le principal est de bien vivre son âge et de préparer son avenir en répondant aux exigences d'aujourd'hui. L'hygiène de vie, la gestion du temps, la collaboration à des tâches familiales, le succès scolaire, le loisir sain et la détente sont tous des domaines où le parent doit émettre ses exigences. L'idéal serait que l'enfant choisisse lui-même cet équilibre dans la vie.

Sa recherche d'identité et de son soi ne doit pas s'étirer sur des années. Croître, laisser les gratifications secondaires à l'enfance et apprendre à s'épanouir dans l'état adulte nécessitent du renoncement, de répondre à des exigences et de se rendre responsable de ses choix et de ses actes. Le parent trop avenant qui est disposé à réparer les erreurs de son enfant, à lui assurer le transport pour tous ses loisirs, à lui procurer ce qu'il désire... ne favorise pas le développement d'une attitude responsable chez lui. La recherche de solutions pour réparer, corriger et atteindre un objectif difficile est nécessaire pour éveiller le sens de l'engagement. Le « je ne sais pas » doit se transformer en apprentissage. Il lui faut une première occasion pour lui permettre d'avancer.

Le goût du risque est puissant chez les jeunes, mais la prudence permet de vivre mieux et plus longtemps. Avant d'agir dans le *tout de suite,* le risque doit être mesuré et le pour et le contre bien établi. Le jeune sait bien que le parent est là pour réparer les dégâts qui parfois peuvent être d'une gravité inattendue. Il doit apprendre à assumer les conséquences de conduites irréfléchies. Les erreurs font partie de l'exploration et doivent servir à développer de nouvelles compétences. Encore faut-il amener le jeune à cet apprentissage !

Si les maladresses, les caprices et les écarts sont tolérés sous prétexte qu'il faut que jeunesse se passe, la durée de cette étape de croissance se prolongera au détriment du principal acteur, premier responsable de ses choix et de son avenir.

Le parent n'a pas à acheter l'amour de son jeune, il doit l'aimer. L'adolescent en recherche constante d'amour ne sera jamais satisfait même si son parent consent facilement à ce qu'il veut. De toute façon, un tournant émotionnel peut survenir rapidement, l'amour et la haine se côtoyant. La stabilisation émotionnelle souhaitée s'acquiert avec l'aide d'un parent et guide capable d'imposer ses limites et d'exiger des réussites dans des tâches éducatives favorisant le développement.

Pour laisser l'étape de dépendance et construire son autonomie affective, votre enfant a besoin d'une expérience spirituelle. Il apprend à recourir à une force intérieure, à un lieu sûr en lui, ce qui lui permettra de traverser des épreuves, de surmonter des difficultés et d'affronter des exigences propres à l'évolution humaine.

Toujours s'appuyer sur une autre personne pour le mener à bon port empêche le jeune de former sa propre personnalité et de se rencontrer dans sa vérité.

Les questions existentielles, le sens donné à la vie et à la mort sont des thèmes à évoquer avec lui. Chaque époque offre des opportunités gratifiantes et des modes pernicieuses au contact desquelles l'enfant évolue. Le parent devient ce phare lui permettant de naviguer à travers des courants favorables ou défavorables à son évolution.

LE BESOIN

- Votre jeune a besoin de savoir que le parent a le devoir et la mission de le conduire à l'état adulte.
- Votre jeune a besoin de s'exprimer, de bouger, de s'exalter.
- Votre jeune a besoin de se rappeler la responsabilité du parent à l'égard de son enfant d'âge mineur.
- Votre jeune a besoin de recevoir des indications claires : l'heure d'entrée à la maison, son moyen de transport, ses tâches journalières, son horaire d'étude, l'heure des repas…

- Votre jeune a besoin d'apprendre à recourir à une force intérieure, à une source de vie et d'amour inaccessible par le mal.
- Votre jeune a besoin de moments de silence et de réflexion sur le sens profond de sa vie.

« Pour que jeunesse se passe, il faut avoir le goût d'être adulte. »

L'INTERVENTION

Sachez intégrer progressivement le jeune dans les prises de décision qui le concernent. Les motifs et les conséquences possibles doivent être analysés et clarifiés. Les exemples suivants peuvent être utiles :

1. **Les motivations à l'origine de ses choix.**
   L'inviter à aller en profondeur. Le « ça me tente » est inacceptable.

2. **Les conséquences possibles sont à évaluer.**

3. **Échanger avec le jeune sur différents thèmes :**
   - C'est quoi être un adolescent ?
   - C'est quoi être un adulte ?
   - C'est quoi mon principal besoin à mon âge ?
   - Qu'est-ce que j'attends le plus de mes parents ?
   - C'est quoi une vie humaine réussie ?
   - C'est quoi la réalité après la mort ?
   - Où est-ce que je puise ma force de vie ?

Les parents entrent en dialogue avec le jeune. Ils ne jouent pas un rôle d'investigateur avec questions-réponses.

4. **L'inviter à un exercice d'écoute intérieure :**
   Marcher dans la forêt en écoutant les bruits
   et le silence de la nature, être attentif aux odeurs,
   aux couleurs...
   Écouter une musique douce qui permet de prendre
   contact avec le profond en soi.

5. **Planifier un horaire répondant aux besoins du jeune. Savoir concilier travail et jeu. Assurer un équilibre entre l'exercice physique et le repos qui lui sont nécessaires.**

14. Synthèse

LA RÉALITÉ

L'éducation sexuelle doit tenir compte des besoins des jeunes à une époque où la proposition pornographique domine et où les programmes éducatifs auxquels votre enfant a droit sont rares.

Quelques lignes directrices peuvent vous aider :

1. Abordez franchement le thème de la sexualité en offrant des outils favorisant la critique à l'égard de ce qui est proposé (pornographie, full sexe, précocité sexuelle, l'hypersexualisation, etc.).

2. Enseignez comment percevoir, analyser et évaluer les éléments qui favorisent une conduite sexuelle saine.

3. Encouragez votre enfant à bien vivre son enfance et son adolescence pour s'offrir une bonne qualité de vie actuelle et future.

4. Aidez votre enfant à reconnaître les critères d'une saine sexualité en respectant son âge et la phase de développement qu'il vit.

5. Soutenez l'apprentissage de la responsabilité sexuelle. Invitez votre enfant à développer son sens critique à l'égard de conduites ou d'invitations inadéquates, par respect de lui-même et des autres.

6. Faites la promotion de la valeur du corps humain, de la dignité de la personne et de l'estime de soi.

7. Soyez attentif et veillez à prévenir et à réduire les multiples problèmes de santé sexuelle qui pourraient survenir chez votre enfant.

8. Favorisez le respect des différences (identité et orientation sexuelles, race, handicap et genre) en prônant les valeurs sociales.

9. Soutenez votre enfant dans son passage à l'âge adulte et offrez-lui la sécurité dont il a besoin.

10. Partagez autour de vous et auprès des intervenants impliqués dans l'éducation sexuelle des jeunes les outils adéquats et promoteurs de la santé sexuelle.

Vous aidez votre enfant dans son processus de développement sexuel lorsque :

- Vous n'ignorez pas sa **curiosité** saine, mais vous l'éduquez en lui donnant des réponses exactes et en corrigeant les multiples sources d'information inexacte qui provoquent de l'inconfort, de la confusion et de la déviance.
- Vous ne réprimez pas son goût de l'**exploration**, qui est l'expression d'une saine pulsion. Somme toute, vous l'éduquez quand vous lui tracez des avenues à la mesure de son âge, par lesquelles il apprend à mieux connaître son corps et ses fonctions ainsi que les sensations de plaisir qu'il peut éprouver.
- Vous ne stimulez ni n'inhibez le **plaisir**, lequel est une réponse sensible à la pulsion de vie et d'amour. Aussi, vous éduquez votre enfant en lui permettant de reconnaître les multiples possibilités de sentir son bien-être physique, en lui faisant voir l'importance d'ouvrir son horizon aux cinq sens dans une variété d'expériences et en insistant sur la nature et l'activité en plein air laquelle offre une multitude de possibilités pour donner à son corps des sensations de plaisir.
- Vous ne ridiculisez pas le grand besoin **affectif** qui lui est spécifique. Vous lui faites découvrir sa valeur sur tous les plans : physique, affectif, intellectuel, qui l'invite à aimer et à être aimé. Ainsi, il apprendra à découvrir les valeurs essentielles à l'amour qui sont :

  - **Le respect :** capacité de reconnaître sa propre valeur et celle de l'autre ;
  - **La vérité :** perception de ce qui est réel et de ce qui n'est qu'illusion ou artifice ;
  - **La liberté :** capacité de choisir ce qui est favorable et adéquat ;

– **La fidélité** : disposition à agir à partir de soi et non à partir des attirances qui éloignent de soi.

• Vous ne niez pas la **peur** qui incite à rechercher la sécurité. Apprenez-lui que laisser l'enfance pour devenir adulte engendre une certaine crainte et provoque de l'insécurité. La confiance en soi et l'estime de soi ne sont-elles pas des forces intérieures essentielles à un processus de développement harmonieux ? Vous le savez. Nous le savons.

L'éducation sexuelle tend à promouvoir la santé sexuelle et affective, et à prévenir ce qui y fait obstacle, en tenant compte des dimensions érotiques (sensorielles, anatomiques, physiologiques), affectives (psychologiques), spirituelles (intellectuelles, sociales).

En bref, éduquer, c'est promouvoir une éducation à la fidélité affective pour vivre la sexualité avec responsabilité, liberté et satisfaction. Il y a différentes façons de concevoir la sexualité, mais chaque être humain porte en lui l'aspiration à une saine sexualité. Les nouvelles sensations que votre enfant ressent dans son corps et ses explosions émotionnelles doivent être accueillies et traitées le plus simplement possible.

Amenez votre enfant à s'harmoniser aux différentes étapes de son développement :

• En lui apprenant à sentir et à penser à son corps avec des valeurs affectives.
• En l'aidant à développer son estime de soi dans la liberté, sans être dominé par l'influence des autres.
• En l'accompagnant adéquatement dans l'acquisition de ses identités (sexuelle et personnelle).
• En lui permettant de se situer dans la famille, avec ses amis, dans son milieu scolaire et social.

- En le guidant dans son développement spirituel-affectif, une dimension dont toute personne a besoin pour trouver en elle une sécurité indispensable.

Rappelez-vous que :
- Le manque de conviction quant à la ligne de conduite à adopter – et à suivre – au sujet de la sexualité rend tout jeune confus et inquiet.
- La banalisation de la pornographie et autres conduites déviantes donne l'impression que tout est permis.

L'attitude que tout enfant ou tout jeune adopte est en grande partie une copie de l'attitude de la société, des éducateurs, de ses parents et de ses pairs. Les premières années sont déterminantes. Il est plus difficile d'éduquer à partir de 13 à 15 ans. Dans une société où le tout jeune enfant est exposé à des discours et des images à caractère déviant, qu'il intériorise progressivement, il faut plus que jamais intervenir dès le jeune âge. Il est bon de se rappeler que l'attitude initiale qu'un enfant adopte devant la sexualité vient de l'environnement. Ainsi :

- Le silence absolu au sujet de la sexualité peut engendrer une peur et une inhibition préjudiciables ou une curiosité excessive à propos de la sexualité.
- Un discours négatif au sujet de la sexualité, pour la présenter comme une chose défendue, mauvaise, gênante ou dangereuse, peut provoquer des attitudes et des sentiments négatifs, teintés d'insécurité ou des explorations aux conséquences néfastes.
- La marchandisation de la sexualité et la consommation sexuelle sans lien avec les valeurs affectives engendrent une dissociation entre l'amour et la sexualité.

- La tolérance d'une sexualité précoce qui ne tient pas compte du développement et de l'âge du jeune l'amène à imiter les autres. Il devient d'autant plus urgent et indispensable d'offrir une formation et un accompagnement promoteurs des valeurs humaines. Les idées et les valeurs se transmettent à travers les paroles et les actes. La façon dont les parents entrent en relation entre eux est perçue par l'enfant qui l'enregistre dès son tout jeune âge et en retire un modèle de comportement affectif-sexuel.

L'attitude qui doit être enseignée aux enfants, aux adolescents et aux adultes à l'égard de la sexualité doit être naturelle, réaliste et positive. En outre, il convient de :

- présenter la sexualité dans sa globalité ;
- présenter l'intimité sexuelle génitale comme étant la plus grande union physique et affective entre deux êtres humains ;
- présenter la pulsion sexuelle comme une force vitale, essentielle à la vie ;
- répondre aux questions de l'enfant de façon directe et claire sans inventer des histoires en s'adaptant à son âge ;
- éviter d'enseigner le corps humain et la sexualité à travers des réalités de nature différente, par exemple la pollinisation ou la reproduction chez tel animal…
- répondre naturellement et simplement aux inquiétudes de l'enfant.

L'éducation sexuelle est un art délicat qu'il faut développer, mais il est à votre portée.

LE BESOIN

- Votre jeune a besoin de savoir que toutes ses questions sont importantes. Il doit pouvoir sentir qu'il peut vous les poser et que vous êtes en mesure de bien lui répondre.
- Votre jeune a besoin d'apprendre à distinguer les expressions qui respectent le corps et ses fonctions de celles qui dénigrent et dévalorisent la sexualité.
- Votre jeune a besoin d'apprendre à s'émerveiller devant la sexualité et à aimer ce qu'il est.

« Éduquer à une sexualité saine, c'est promouvoir une société en santé. »

L'INTERVENTION

1. Amenez votre enfant à s'exprimer et à livrer son senti quand il s'agit de parler de la sexualité avec clarté et respect.

2. Vous pouvez, si vous n'êtes pas seul parent, faire des exercices entre vous, comme vous expliquer la sexualité en vous mettant à la place de l'enfant.

3. Demeurez attentif à vos malaises devant des ouvrages vulgaires ou full sexe.

4. Offrez à votre jeune des notions nouvelles au sujet de la sexualité, de l'adolescence… qui mèneront à une humanité plus saine et davantage épanouie.

Conclusion

Que vous soyez parent, éducateur, ou les deux, est-ce que vous sous-estimez l'importance du rôle que votre enfant attend de vous en matière de transmission de l'information sur la sexualité et la santé sexuelle ?

Votre enfant vit une étape cruciale d'identification et d'individualisation. Il est sensible aux modèles proposés ; la mode cherche probablement à l'influencer considérablement. Votre enfant, quant à lui, cherche à se faire valoir et la reconnaissance de sa valeur est primordiale.

Étant possiblement dépendant des amis, il a aussi grand besoin d'un guide, d'un éducateur, qui a des valeurs et du respect à l'égard de la sexualité. Il est nécessaire que vous ayez une connaissance claire et vaste des critères de base d'une sexualité humaine saine. En adoptant une vision globale de la sexualité, vous pourrez mieux aider votre enfant dans sa recherche de sens et le soutenir dans son aspiration à devenir lui-même.

Rappelons-nous que l'enfant d'aujourd'hui est l'adulte de demain. Quel héritage laissons-nous à la génération future… ?

Une clé d'or :

    Écouter

        Accueillir

            Intervenir

                Accompagner

                    Éduquer

Liste des tableaux

Table des matières

Ce livre a été imprimé au Québec en février 2012
sur du papier entièrement recyclé
sur les presses de Marquis imprimeur.